Berner Bildungszentrum Pflege (Hrsg.)

Reflexionsprozesse anstossen und begleiten

D1943115

Berner Bildungszentrum Pflege (Hrsg.)

Reflexionsprozesse anstossen und begleiten

Autorinnen:

Catherine Offermann, RN, MScN INS Basel, CAS Hochschuldidaktik

Irène Moser, MScN Kalaidos Zürich, CAS eDidactics

Iris Ludwig, RN, Erziehungswissenschaftlerin, MA Pflegeberatung

hep

hep
kompetent bilden

MIX
Papier aus verantwortungsvollen Quellen
FSC www.fsc.org FSC® C100493

FAIR KOPIEREN UND NUTZEN.
>> fair-kopieren.ch

Berner Bildungszentrum Pflege (Hrsg.)
Catherine Offermann, Irène Moser, Iris Ludwig
Reflexionsprozesse anstossen und begleiten
ISBN 978-3-0355-1873-3
Titelbild: Sören Reinhardt

Bibliografische Information der Deutschen Nationalbibliothek:
Die Deutsche Nationalbibliothek verzeichnet diese Publikation
in der Deutschen Nationalbibliografie; detaillierte bibliografische
Daten sind im Internet über http://dnb.dnb.de abrufbar.

1. Auflage 2020
Alle Rechte vorbehalten
© 2020 hep Verlag AG, Bern

hep-verlag.ch

Inhalt

Kein Werk des Genies kann durch Reflexion und ihre nächsten Folgen verbessert, von seinen Fehlern befreit werden, aber das Genie kann sich durch Reflexion und Tat nach und nach dergestalt hinaufheben, dass es endlich musterhafte Werke hervorbringt.

Johann Wolfgang von Goethe

Geleitwort

In der Reihe «Praxiswissen» gibt das Berner Bildungszentrum Pflege regelmässig Publikationen zu praxisrelevanten Themen heraus, die aus (berufs-) pädagogischer, pflegewissenschaftlicher und/oder gesundheitspolitischer Sicht bedeutsam sind. Mit dieser aktuellen achten Ausgabe zum Thema *Reflexion* wird wieder ein Beitrag zu einer qualitativ hochstehenden und zukunftsorientierten Aus- und Weiterbildung geleistet.
Ein sich rasch verändernder Praxisalltag fordert von Pflegefachpersonen eine kontinuierliche, kritische Betrachtung des pflegerischen Handelns auf organisatorischer und individueller Ebene. Dazu bedarf es eines Abgleichs des Ist- mit dem Sollzustand, einer Einschätzung der verfügbaren Ressourcen und des Entwicklungs- und Veränderungsbedarfs – es bedarf der Reflexion. Die Fähigkeit, das eigene Handeln zu hinterfragen, die eigenen Stärken und Schwächen kritisch in den Blick zu nehmen und das künftige Handeln zu verändern, ist fester Bestandteil von Aus- und Weiterbildungsprozessen und Voraussetzung für den Erwerb beruflicher Handlungskompetenz.

Peter Marbet, Direktor Berner Bildungszentrum Pflege

Vorwort

«Der Mensch hat dreierlei Wege klug zu handeln: durch Nachdenken ist der edelste, durch Nachahmen der einfachste, durch Erfahrung der bitterste.» (Konfuzius)

Die professionelle Pflege versteht sich überwiegend als handlungsorientierte, praktisch ausgerichtete Tätigkeit. Die pflegerische Tätigkeit richtet sich dabei meist auf das nach aussen Sichtbare, was in der Regel als etwas tun oder handeln wahrgenommen wird. Der Fokus liegt damit auf der Handlung selbst und weniger auf den dazu nötigen, eher als passiv wahrgenommenen Aspekten, die ihr vorausgehen. Dies mag darin begründet liegen, dass von der Pflege (schnelles) Handeln erwartet wird. Um aber im Sinne von Konfuzius auch pflegerisch klug handeln zu können, muss der nach aussen gerichteten Aktion ein nach innen gerichteter, kognitiver Dialog mit dem Selbst – das Nachdenken oder Reflektieren – vorausgehen. Das Denken, Nachdenken oder Überlegen scheint jedoch immer mehr ins Hintertreffen zu geraten. Im Pflegeberuf wird immer mehr Effizienz verlangt, so dass kaum mehr Zeit zur Reflexion bleibt. Dabei wusste schon Georg Christoph Lichtenberg, man sollte nie so viel zu tun haben, dass man zum Nachdenken keine Zeit mehr hat.
Die Fähigkeit zum Voraus-Denken und Nach-Denken ist eine wichtige menschliche Eigenschaft, wichtige Handlungsquelle und grosse Verantwortung zugleich. Denn die Betrachtung von vergangenen Situationen, Ansichten und Handlungsabläufen kann helfen, gemachte Fehler zukünftig zu vermeiden, neue Einsichten oder Erkenntnisse zu gewinnen und sich als lernender Mensch oder als Gruppe weiterzuentwickeln. Und doch scheint es, dass das Gleichgewicht zwischen Handeln und Denken heutzutage etwas in Schieflage geraten ist. Die Ausgewogenheit beider Aspekte soll auch in der Pflege wiederhergestellt und der Wert des vermeintlich passiven Denkens wieder mehr geschätzt und aktiv gefördert werden.
Diesem Anliegen nimmt sich diese Broschüre an und bündelt die wichtigsten Grundlagen zur Reflexionsfähigkeit und -kompetenz in der Pflege. Sie beschreibt verschiedene Modelle und zeigt, wie diese praktisch genutzt werden können. Denn die vielen theoriegeleiteten Erkenntnisse, auf die die Pflege dank

der Pflegeforschung und -wissenschaft zurückgreifen kann, müssen flexibel sowie patienten- und situationsgerecht in den Pflegealltag integriert und kritisch bewertet werden. Dazu sind Pflegende unterschiedlicher Bildungsstufen nötig, die über die entsprechenden Sach-, Methoden-, Sozial- und Selbstkompetenzen verfügen müssen. Die Fähigkeit des zielgerichteten, mehrperspektivischen, kritischen Nachdenkens und damit die Reflexionskompetenz kann dabei als verbindendes Element zwischen den verschiedenen Teilkompetenzen verstanden werden. Reflexionskompetenz bringt also Synergien hervor, welche für die Praxis nutzbar gemacht werden, und generiert einen sichtbaren Mehrwert. Nehmen wir uns also mehr Zeit zum Reflektieren, damit das Pflegegeschehen, pflegerische Handlungen und Haltungen retrospektiv betrachtet werden und in die Zukunft gerichtet wirken können. Nehmen wir uns Zeit für diesen nach innen gerichteten, kognitiven Prozess, um Situationen, Dinge und Menschen ausreichend wahrzunehmen, zu bewerten und in einen Zusammenhang mit dem Geschehen zu bringen. Damit sich dieser innere Dialog dann im besten Falle nach aussen richtet, um das Denken transparent und nachvollziehbar für andere und somit erklärbar zu machen. So entwickeln sich Pflegende auch nach aussen sichtbar vor- und nachdenkend weiter und verbessern die Qualität ihrer Handlungen und damit auch die Pflegeergebnisse.

Elke Steudter
August 2020

Einleitung

Diese Broschüre befasst sich mit Reflexionsprozessen und -formen im Kontext beruflicher Aus- und Weiterbildung. Sie gibt Hinweise, wie Reflexionskompetenz gefördert werden kann, und enthält einige Reflexionsmodelle für Schule, Studium und Praxis.

Das Gesundheitswesen befindet sich in einem permanenten Veränderungsprozess. Dazu gehören: veränderte Marktstrukturen, soziodemographische Entwicklungen, neue diagnostische und therapeutische Möglichkeiten sowie ein gewandeltes Verständnis von Krankheiten. Als Folge dieser Entwicklungen steigen Bedarf und Komplexität der pflegerischen und medizinischen Leistungen. Zunehmende Unsicherheit und Unbeständigkeit sowie miteinander konfligierende Werte in beruflichen Handlungssituationen sind damit verbunden. So steigt die Notwendigkeit wachsender Anpassungsfähigkeit auf Seiten der Professionals (Schön 1983). Herkömmliches Fachwissen, Fähigkeiten und traditionelle Techniken genügen nicht mehr, um dieser Dynamik gerecht zu werden. Nach wie vor ist systematisches, besonders wissenschaftliches Wissen und seine Anwendung auf konkrete Situationen charakteristisch für kompetentes, professionelles Handeln. Da es aber nicht für jedes praktische Problem eine richtige Lösung im Fundus professionellen Wissens gibt, ist die Fähigkeit zur Reflexion eine wichtige Bedingung für professionelles Handeln, gerade in offenen, unsicheren Situationen.

Professionelle Reflexion ist demnach eine zentrale Voraussetzung für die Bewältigung komplexer, manchmal auch widersprüchlicher Situationen und Handlungsanforderungen (Schön, 1983). *Reflektierte Praktikerinnen und Praktiker* (Schön, 1983) können ihre Praxis auf unterschiedliche Anforderungen, unterschiedliche individuelle Ausgangslagen und Widersprüche hin untersuchen. Sie sind sensibel für die eigene Rolle, Haltung sowie für Werte und Normen und verstehen es, Handlungen beziehungsweise Situationen allein oder gemeinsam mit anderen systematisch zu analysieren. Durch diese systematische Reflexion und Analyse entstehen Handlungsalternativen, welche die eigene Handlungsweise verändern oder weiterentwickeln können. Aus reflektierter Erfahrung wird gelernt. Eine Voraussetzung für den hier beschriebenen Bereich professionellen Handelns ist der grundlegende Aufbau von Reflexionsfähigkeit, ohne den mit solchen Handlungsroutinen nicht gebrochen werden kann. Pflegende, Lernende und/oder Studierende müssen befähigt werden, über ihre eigene Leistung systematisch nachzudenken, also professionell zu reflektieren. Dies bedingt Fähigkeiten wie aktives Zuhören, eine investigative Haltung einzunehmen, Fragen zu stellen, gemeinsam mit anderen zu denken, Alternativen zum aktuellen Handeln zu benennen, Wissen auszutauschen und aktiv an einer Diskussion teilzunehmen. Daraus kann sich ein aktiver und zielgerichteter Selbstlernprozess entwickeln, der hilft, die konstitutive Differenz zwischen Theorie und Praxis in der Berufsausübung produktiv zu nutzen. Das Potenzial wird jedoch oft nicht ausgeschöpft.

Professionelle Reflexion

Menschen denken immer wieder über ihr Handeln nach und verdauen so ihre Erlebnisse. Wie unterscheiden sich aber alltägliche Verarbeitungsprozesse von einer professionellen Reflexion? Professionelle Reflexion spiegelt Erfahrungen. Reflexion ist im Gegensatz zur effektiven Erfahrung gesteuerte Gedankenarbeit. Anlehnend an Keller, 2015 wird in Tabelle 1 der zusätzliche Gewinn bei einem gesteuerten, strukturierten, beruflichen Rückblick auf eine definierte Handlung aufgezeigt.

Tab. 1: Alltagsverarbeitung versus professionelle Reflexion (nach Keller, 2015)

Alltagsverarbeitung	Professionelle Reflexion
• spontan	• geplant
• unausgesprochen (innerer Monolog)	• ausgesprochen (mündlich oder schriftlich)
• Inhalte zufällig ausgewählt nach Dringlichkeit, Interesse usw.	• Inhalte systematisch ausgewählt nach Gebieten, nach Prozessen usw.
• Meist über Probleme, Ereignisse mit hoher emotionaler Beteiligung	• auch über Erfolge, Gelingensbedingungen
• v. a. gestützt auf Erinnerungen	• zusätzlicher, gezielter Einsatz von Hilfsmitteln (Instrumente, Audio- oder Videoaufnahmen)
• Eigenwahrnehmung steht im Zentrum	• Aussensicht ist gefragt
• Messung an eigenen Werten	• Messung mit Hilfe von externen Vorgaben wie Theorien, Leitideen, Modellen, Checklisten, Kriterien
• Einzelfall	• Fallvergleich
• Ziel: mit sich ins Reine kommen	• Ziel: sich weiterentwickeln, Folgerungen ziehen, Handlungsmöglichkeiten erweitern

Eine Reflexion gewinnt an Professionalität und wird gezielt gesteuert und strukturiert, wenn sie Merkmale der rechten Spalte einbindet (s. Tab. 1). Alltagsverarbeitung ist erforderlich, um mit sich und der Welt nach bestimmten Erlebnissen wieder ins Reine zu kommen. Sie bietet erst die Grundlage für eine professionelle Betrachtung beruflicher Handlungen. Das Ziel besteht darin, sich in der beruflichen Praxis besser auszukennen und aus aktuellen Situationen für zukünftiges Handeln zu lernen. Reflektiertes Handeln macht implizites Wissen *(tacit knowledge)* sichtbar und ermöglicht eine Verknüpfung von Praxis und Theorie (Schön, 1986). Sie beschränkt sich nicht auf vages Nachdenken (nach der Handlung), wie es der Begriff nahezulegen scheint. Sie hat einen klaren Gegenstand, definierbare Ziele und erlernbare Strukturen. Reflektierende Praktikerinnen und Praktiker denken nicht nur punktuell, sondern reflektieren während ihres gesamten Lebens als Teil ihrer Bildung und Professionalisierung.

Eine kompetenzorientierte Aus- und Weiterbildung erhebt den Anspruch, dass Lernende und/oder Studierende berufsbezogene Fähigkeiten und Fertigkeiten entwickeln und dabei ihre Kompetenzen problembezogen, methodisch und im sozialen Austausch anwenden. Dies wird unter anderem auch im didaktischen Modell des *erfahrungsbasierten Lernens* von Kolb (1984) beschrieben. Der in diesem Modell enthaltene Lern- und Reflexionszyklus (Abb. 1), der auf ein aktuelles Problem bezogen oder als lebenslange Kompetenzentwicklung angesehen werden kann, bildet einen idealtypischen Prozess des Lernens und Reflektierens ab. Er beinhaltet 4 Schritte:

- Im ersten Schritt geht man von einer konkreten Erfahrung aus. Man setzt sich offen und umfassend mit Neuem auseinander.
- Im zweiten Schritt, dem reflektiven Beobachten, beobachtet man etwas und denkt darüber nach.
- Im dritten Schritt, der abstrakten Begriffsbildung, werden daraus Konzepte und Generalisierungen vorgenommen.
- Im vierten Schritt experimentiert man auf Basis dieser Konzepte.

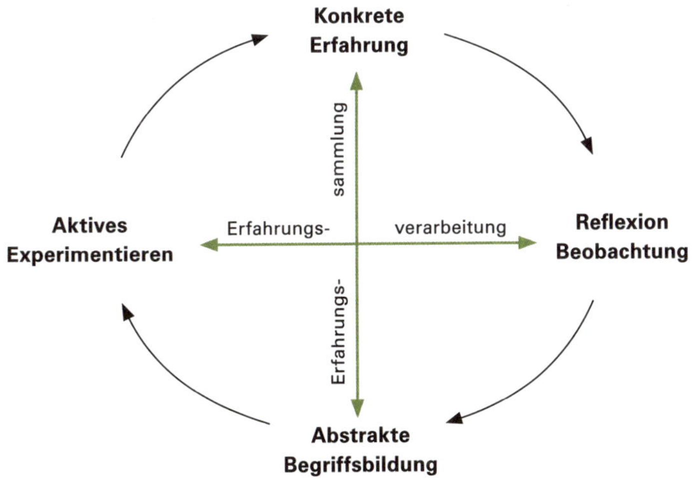

Abb. 1: Lern- und Reflexionszyklus nach Kolb (1984)

Der Zyklus kann prinzipiell an jedem der vier Schritte beginnen, also auch bei der Vermittlung abstrakter Begriffe und Theorien, die dann durch aktives Experimentieren in der Praxis erprobt und so für Lernende und/oder Studierende konkret erlebbar und dann reflektierbar werden.

Reflexion kann demnach als «Deutungsprozess», der sich auf das Denken selbst bezieht, beschrieben werden. Reflektieren ermöglicht eine innere Distanzierung. Der Mensch kann innehalten und nachdenken. Er kann sich selbst kritisch beobachten, seinen Weg, die Ziele oder das konkrete Handeln einschätzen, beurteilen, neues Wissen generieren und sich so weiterentwickeln.

In der Folge werden Prozesse, Ebenen und Formen einer professionellen Reflexion (Abb.) vorgestellt.

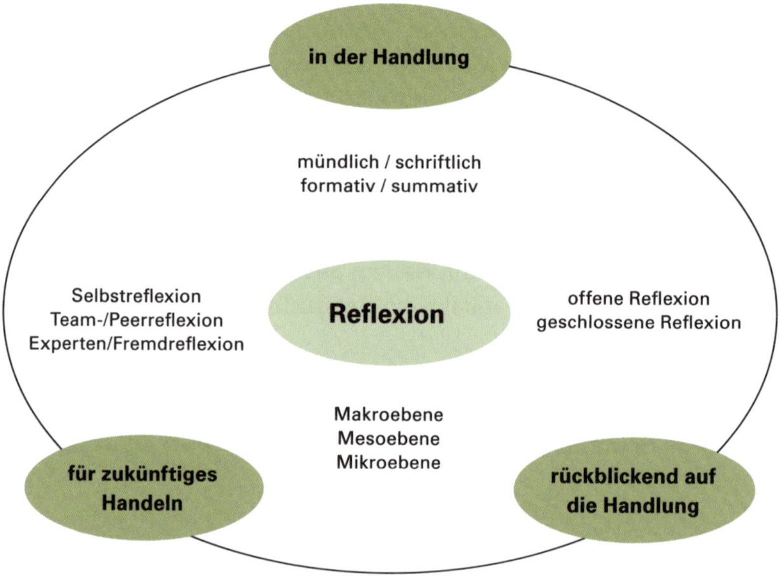

Abb. 2: Übersicht professioneller Reflexion (eigene Darstellung)

Reflexionsprozesse

Reflexionsprozesse bereiten Handlungen vor (*Reflection-for-Action*), begleiten sie (*Reflection-in-Action*) und betrachten und beurteilen sie rückblickend (*Reflection-on-Action*) (Schön, 1983; Offermann & Ludwig, 2015).

Ausgehend von der Annahme, dass es nicht für jedes praktische Problem die eine, richtige Antwort oder Regel im Fundus professionellen Wissens gibt, ist die Fähigkeit zur *Reflection-in-Action* eine wichtige Bedingung für professionelles Handeln (Schön, 1986). Durch die enge Beziehung von Reflexions- und Aktionskomponenten der eigenen Tätigkeit wird man teilnehmende Beobachterin oder teilnehmender Beobachter. Die Reflexion während einer Handlung verläuft häufig intuitiv und wird meist dadurch ausgelöst, dass zwischen den Erwartungen an den Ablauf und wie dieser tatsächlich erlebt wird, eine Diskrepanz entsteht. Dadurch kann die Situation nicht mehr routiniert gelöst werden. Mithilfe von bisherigen Erfahrungen und erworbenen Strategien (Beispiele, Bilder, Handlungen und Interpretationen) wird die Situation neu eingeordnet und das Problem benannt. Erst jetzt können neue Handlungsoptionen gesucht und Konsequenzen, die sich daraus ergeben, gezogen werden. Nach Ausprobieren der neuen Handlungsoptionen werden diese mitsamt ihren Auswirkungen bewertet. Es wird geprüft, ob das Problem nun gelöst werden konnte oder ob sich neue Diskrepanzen zwischen Erwartung und Realität ergeben haben. Erfahrungen, die bei diesem Prozess gemacht werden, werden häufig als praktisches Wissen gespeichert. Gerade in herausfordernden und unsicheren Situationen wird diese Form der Reflexion zu einer Quelle neuen Wissens, jenseits von Forschung und Wissenschaft.

Die *Reflection-on-Action* bezieht sich auf die retrospektive Betrachtung der Praxis (Schön D. A., 1986). Sie wird gemacht, um das in praktischen Situationen verwendete Wissen aufzudecken, Prozesse zu analysieren, Stolpersteine in der Zusammenarbeit aufzudecken und Optimierungsmöglichkeiten zu identifizieren. Emotionen, Werte, unterschiedliche Positionen sowie sämtliche Faktoren, welche in der Situation handlungsleitend waren, werden bewusst gemacht. Durch die Analyse und Interpretation der erlebten Situation unter Einbezug möglichst aller Informationen wird Handlungswissen geordnet und explizit gemacht. Routinierte Handlungen und das dahinterstehende (implizite) Wissen können bewusst gemacht, explizit auf Fehlannahmen hin überprüft und weiterentwickelt werden. Daraus können neue Handlungsstrategien entstehen. Dies ermöglicht (persönliches) Wachstum und fördert den fachlichen Diskurs mit anderen Berufsangehörigen. Diese Form der Reflexion ist die Voraussetzung für die Lösung speziell schwieriger Handlungsprobleme und für die Bearbeitung besonders komplexer Handlungsaufgaben. Sie bietet die Möglichkeit, ausserhalb des Handlungsflusses über Probleme nachzudenken und die eigenen Handlungsgrundlagen zu reorganisieren (Wyss, 2008). Da diese Reflexion nach einer Handlung stattfindet, erfordert sie zusätzlichen zeitlichen Aufwand – etwas, was im Praxisalltag oft eine Herausforderung darstellt. Im pflegerischen Alltag wird dieser Reflexionsprozess häufig in Form von Fallbesprechungen gemacht.

Ein weiterer Reflexionsprozess, der von Killion & Todnem (1991) auf der Basis von Schöns Arbeit entwickelt wurde, ist *Reflection-for-Action*. Das Ziel von Reflexionen ist nicht, in der Vergangenheit zu verharren, sondern gewonnene Erkenntnisse auf zukünftiges Handeln zu prüfen und anzuwenden. Bei der *Reflection-for-Action* denkt man darüber nach, wie eine zukünftige Handlung durchgeführt oder eine kommende Situation bewältigt werden soll. Ziel ist, die Praxis zu verbessern oder zu ändern. In der *Reflection-for-Action* wird antizipiert, was geschehen könnte. Es wird identifiziert, welches Wissen zu diesen Annahmen vorhanden ist. Dies geschieht direkt vor Handlungen oder nach retrospektiven Fallbesprechungen.

Jeder dieser Reflexionsprozesse erfolgt abhängig von Fragestellung, Zielsetzung, Situation, Ausbildungstand und Praxiserfahrung der Beteiligten auf drei unterschiedlichen Ebenen. Im Folgenden werden diese Ebenen beleuchtet.

Reflexionsebenen

Reflexionen lassen sich in *Mikro-, Meso- und Makroebene* (Bade et al., 2018) einteilen. Die Komplexität der Reflexion nimmt von der Mikro- zur Makroebene jeweils zu.

Die *Mikroebene* umfasst die Reflexionen von Handlungen und Prozessen, welche die eigene Person sowie die Interaktion mit Personen aus dem täglichen Umfeld, beispielsweise dem Pflegeteam, betreffen. Sie beruht auf Handlungen und Situationen, die herausfordernd und schwierig waren, oder auf alltäglichen Aktivitäten, um die Routine zu hinterfragen. Die Analyse und Diskussion auf dieser Ebene erfolgt mittels persönlicher Erfahrungen und aufgrund des bestehenden Vorwissens jedes Einzelnen und des Teams.

Die *Mesoebene* ist der Mikroebene übergeordnet und umfasst Handlungen, die nicht zum alltäglichen Geschehen gehören. Reflexionen auf der Mesoebene berücksichtigen neben persönlichen Erklärungen auch erweiterte Sichtweisen zum Beispiel aus dem interdisziplinären Team. Es werden nicht nur Vorwissen und Erfahrung, sondern auch gezielt erweiternde theoretische Aspekte miteinbezogen.

Bei Reflexionen auf der *Makroebene* geht es um grundlegende Entscheidungen, die sich auf die erweiterte Systemebene auswirken. Die Makroebene bezieht das Gesundheitswesen, Politik und Behörden sowie andere Akteure mit ein. Sie behandelt moralische, ethische, politische sowie auch gesellschaftliche Gesichtspunkte.

Auf allen drei Ebenen der Reflexionsprozesse muss festgelegt werden, wozu und wie sie durchgeführt werden sollen, um das bestmögliche Resultat zu erzielen. Dazu sind Methoden und Kriterien nötig. Im folgenden Abschnitt werden Formen und Herausforderungen der offenen beziehungsweise geschlossenen Reflexion aufgezeigt.

Offene und geschlossene Reflexion

Eine *offene Reflexion* beinhaltet die beobachtende Selbstanalyse eines handelnden Menschen oder einer Gruppe von Menschen. Es steht den reflektierenden Personen frei, was genau der Inhalt der Reflexion sein soll (Wyss, 2008). Persönliche Zielsetzungen, eigene Interessen und Erfahrungen leiten die offene Reflexion, um die vielfältigen bewussten und unbewussten Dimensionen des Erlebens, Wahrnehmens und Erkennens zu erfassen. Die offene Reflexion wird vor allem in Selbstreflexionen eingesetzt.

Im Bildungsbereich ist die Reflexion häufig Teil eines definierten Lernprozesses. Ziele und Inhalte sind häufig vorgegebenen. So wird meist eine geschlossene Reflexion eingesetzt. Die *geschlossene Reflexion* läuft zielgerichtet und koordiniert ab (Wyss, 2008). Es werden dabei vordefinierte Kriterien, Dimensionen und Modelle, welche theorie- und praxisorientierte Elemente beinhalten, verwendet. Sie können bereits im Vorfeld oder auch erst nach der Handlung abgegeben oder festgelegt werden. Reflexionsmodelle, -dimensionen, -kriterien und -themen orientieren sich an der Situation beziehungsweise Handlung, der Aufgabe, Fragestellung und Zielsetzung sowie am Ausbildungsstand beziehungsweise an der Praxiserfahrung der Reflektierenden.

Wie man Kriterien und Dimensionen theoriegeleitet entwickeln kann, wird im folgenden Kapitel aufgezeigt.

Entwickeln von Dimensionen und Kriterien für eine geschlossene Reflexion

Damit bei einer Reflexion nachhaltige Resultate erzielt werden können, müssen nachvollziehbare Kriterien entwickelt werden. Deshalb sollte man sich im Vorfeld Gedanken darüber machen, wer reflektiert und was das Thema und Ziel ist. Dies bestimmt anschliessend Vorgehen und Inhalt. Es gibt eine Vielzahl (themen-)spezifischer Reflexionsmodelle und Methoden, die eingesetzt werden können. Eine Auswahl solcher Modelle und Methoden für Schule, Studium und Praxis findet sich im Anhang 1 dieser Broschüre. Findet man jedoch kein geeignetes Modell oder keine bereits entwickelte Methode, müssen eigene Reflexionsdimensionen und Kriterien entwickelt werden. Wie eine solche theoriegeleitete Entwicklung erfolgen kann, wird in der Folge beschrieben.

Im Rahmen der praktischen Ausbildung zur Fachangestellten Gesundheit (EFZ[1]) wurde als Teil der praktischen Prüfungen ein schriftlicher Reflexions-

1 Eidgenössisches Fähigkeitszeugnis

bericht zu ausgewählten Themen der erlebten praktischen Prüfungssituation verlangt. Die Bildungsverordnung gab folgende Beurteilungskriterien vor:

Der Studierende

- begründet die Durchführung der Tätigkeit fachlich korrekt.
- reflektiert das Vorgehen.
- reflektiert das Ergebnis.
- zieht adäquate Schlüsse daraus.
- verwendet korrekte Fachsprache.
- macht nachvollziehbare und situationsbezogene Aussagen (Organisation der Arbeitswelt Santé (OdA), 2016).

Da diese Kriterien übergeordnet formuliert sind, ist eine einheitliche, gerechte und objektive Beurteilung des Reflexionsberichts nicht gegeben. Es mussten spezifischere Inhalte zu den Kriterien entwickelt und ein dem Bildungsstand entsprechendes Reflexionsniveau definiert werden.

Um die Inhalte der Reflexion den Beurteilungskriterien zuzuordnen, wurden die Dimensionen für eine umfassende Reflexion pflegerischen Handelns (Offermann & Ludwig, 2015, S. 29) (Abb. 3) beigezogen. Es entstand eine erste, allgemeine Reflexionsmatrix.

Situation/Handlung

- Was ist geschehen?
- Was war das Ziel?
- Was leitete meine Entscheidung und Handlung?

Patientin/Patient

- Wie schätze ich die Beziehung ein?
- Wie sieht das Umfeld aus?
- Wurde die Patientin / der Patient und die Angehörigen einbezogen? Wurden ihre Wünsche respektiert und ihre Ressourcen einbezogen?

Kontext

- Welche internen/externen Faktoren beeinflussten die Situation?
- Welche internen/externen Faktoren beeinflussten meine Entscheidungen und Handlungen?
- Wer war beteiligt?

Ethik und Recht

- Welche Emotionen, Werte und Normen waren in der Situation wichtig?
- Was könnte die Erfahrung bei Individuen, Familien und Gruppen ausgelöst haben?
- Gibt es eine rechtliche Dimension, die beachtet werden muss?

Wissen/Evidenz

- Welches Wissen habe ich in meine Entscheidung einbezogen?
- Gibt es institutionelle Standards oder sonstige Richtlinien?
- Was sind die aktuellsten wissenschaftlichen Erkenntnisse?

Abb. 3: Reflexionsdimensionen des Pflegehandelns (Offermann & Ludwig, 2015)

Um die Reflexionsebene (das Reflexionsniveau) dem Ausbildungsstand entsprechend zu definieren, musste die Matrix nun differenziert werden. Dazu wurde das Modell zur Entwicklung von Curricula für Ausbildungen im Gesundheitswesen des niederländischen Ministeriums für Bildung, Kultur und Wissenschaft (Ministerie van Onderwijs, Cultuur en Wetenschappen NL, 1996) beigezogen. Es zeigt den zunehmend komplexeren Einsatz von Fähigkeiten und Fertigkeiten (kontextbezogen-situativ; berufsbezogen-erweiternd; berufsunabhängig-generalisierend) sowie die Erweiterung der Handlungskomplexität (Routinehandlungen-regelgeitet; Standardisierte Handlungen-prinzipiengesteuert; Kombination standardisierter und prinzipiengesteuerter Handlungen; situativ-beurteilendes Handeln – transformationsgesteuert) dargestellt pro Studienjahre (Abb. 4). So entstand pro Studienjahr jeweils eine spezifische Matrix mit spezifischen Kriterien.

Ausbildungs-stufe	**Umsetzung von Fähigkeiten und Fertigkeiten**		
	kontextgebunden	berufsbezogen	berufsunabhängig
FAGE 1. Jahr	+++	+	
FAGE 2. Jahr	+++	++	+
FAGE 3. Jahr	+++	+++	+

Ausbildungs-stufe	**Komplexität der Handlungen**			
	Routine-handlungen (regelgeleitet)	standardisierte Handlungen (prinzipien-gesteuert)	Kombination standardisierter (prinzipiengesteu-erter) Handlungen	situativ-beurteilendes Handeln (transformations-gesteuert)
FAGE 1. Jahr				
FAGE 2. Jahr				
FAGE 3. Jahr				

Abb. 4: Fähigkeiten, Fertigkeiten und Handlungskomplexität im Kontext der Ausbildungs- bzw. Studienjahre (eigene Darstellung nach Ministerie van Onderwijs, Cultuur en Wetenschappen NL, 1996)

Um eine Reflexion beurteilen zu können und damit die Lernenden und/oder Studierenden wissen, was von ihnen erwartet wird, wurde pro Dimension das erwartete Ergebnis formuliert. Dazu wurde auf die Bloom'sche «Taxonomie der kognitiven Lernziele» (Bloom, Engelhart, Furst, Hill, & Krathwohl, 2001) zurückgegriffen. Tabelle 2 erläutert die einzelnen Stufen der Lernziele und enthält eine Auswahl von Verben zur Formulierung von Lernzielen. Mit Hilfe der Taxonomie konnten die Outcomes formuliert werden.

Tab. 2: Taxonomie der Lernziele (nach Bloom et al., 2001)

Taxonomiestufe	Beschreibung	Verben
Wissen (K 1) • Faktenwissen • Kennen	Die Lernenden und/oder Studierenden geben wieder, was sie vorher gelernt haben. Der Prüfungsstoff musste auswendig gelernt oder geübt werden.	angeben, aufschreiben, aufzählen, aufzeichnen, ausführen, benennen, beschreiben, bezeichnen, darstellen, reproduzieren, vervollständigen, zeichnen, zeigen, wiedergeben
Verständnis (K 2) • Verstehen, • mit eigenen Worten begründen	Die Lernenden und/oder Studierenden erklären z. B. einen Begriff, eine Formel, einen Sachverhalt oder ein Gerät. Ihr Verständnis zeigt sich darin, dass sie das Gelernte auch in einem Kontext präsent haben, der sich vom Kontext unterscheidet, in dem gelernt worden ist. So können die Lernenden und/oder Studierenden z. B. einen Sachverhalt auch umgangssprachlich erläutern oder den Zusammenhang graphisch darstellen.	begründen, beschreiben, deuten, einordnen, erklären, erläutern, interpretieren, ordnen, präzisieren, schildern, übersetzen, übertragen, umschreiben, unterscheiden, verdeutlichen, vergleichen, wiedergeben
Anwendung (K 3) • Umsetzung eindimensionaler Lerninhalte • Beispiele aus eigener Praxis	Die Lernenden und/oder Studierenden wenden etwas Gelerntes in einer neuen Situation an. Diese Anwendungssituation ist bisher nicht vorgekommen.	abschätzen, anknüpfen, anwenden, aufstellen, ausführen, begründen, berechnen, bestimmen, beweisen, durchführen, einordnen, erstellen, entwickeln, interpretieren, formulieren, lösen, modifizieren, quantifizieren, realisieren, übersetzen, unterscheiden, umschreiben, verdeutlichen
Analyse (K 4) • Zerlegen in Einzelteile • Fallstudien	Die Lernenden und/oder Studierenden zerlegen Modelle, Verfahren oder anderes in deren Bestandteile. Dabei müssen sie in komplexen Sachverhalten die Aufbauprinzipien oder inneren Strukturen entdecken. Sie erkennen Zusammenhänge.	ableiten, analysieren, auflösen, beschreiben, darlegen, einkreisen, erkennen, gegenüberstellen, gliedern, identifizieren, isolieren, klassifizieren, nachweisen, untersuchen, vergleichen, erlegen, zuordnen

Taxonomiestufe	Beschreibung	Verben
Synthese (K 5) • Vernetzen und optimieren • fachübergreifend darstellen • Projektaufgaben	Die Lernenden und/oder Studierenden zeigen eine konstruktive Leistung. Sie müssen verschiedene Teile zusammenfügen, die sie noch nicht zusammen erlebt oder gesehen haben. Aus ihrer Sicht müssen sie eine schöpferische Leistung erbringen. Das Neue ist aber in der bisherigen Erfahrung oder in der Kenntnis der Lernenden und/oder Studierenden noch nicht vorhanden.	abfassen, aufbauen, aufstellen, ausarbeiten, definieren, entwerfen, entwickeln, erläutern, gestalten, kombinieren, konstruieren, lösen, optimieren, organisieren, planen, verfassen, zusammenstellen
Beurteilung (K 6) • Entspricht K4 mit zusätzlicher Bewertung durch die Lernenden und/oder Studierenden	Die Lernenden und/oder Studierenden beurteilen ein Modell, eine Lösung, einen Ansatz, ein Verfahren oder etwas Ähnliches insgesamt in Hinsicht auf dessen Zweckmässigkeit oder innere Struktur. Sie kennen z. B. das Modell, dessen Bestandteile und darüber hinaus noch die Qualitätsangemessenheit, die innere Stimmigkeit oder Funktionstüchtigkeit. Darüber müssen sie sich ein Urteil bilden, um die Aufgabe richtig zu lösen.	äussern, auswählen, auswerten, beurteilen, bewerten, differenzieren, entscheiden, folgern, gewichten, messen, prüfen, qualifizieren, urteilen, vereinfachen, vergleichen, vertreten, werten, widerlegen

Als weitere theoretische Grundlagen für eine stufengerechte Erarbeitung von Reflexionskriterien können ebenfalls das *«Modell der Kompetenzentwicklung im beruflichen Kontext»* (Dreyfus & Dreyfus, 1988; Benner, 1995) oder das «*Konzept der entwicklungslogischen Strukturierung beruflicher Bildungsgänge*» (Rauner, 1999) hilfreich sein.

Das Modell von Dreyfuss et al. (1988) beschreibt folgende vier entwicklungslogisch aufeinander aufbauende Rollen und dazugehörende Kompetenzen wie

- Orientierungs- und Überblickswissen – berufsorientierende Arbeitsaufgaben
- Zusammenhangswissen – systemische Arbeitsaufgaben
- Detail- und Funktionswissen – problembehaftete, spezielle Arbeitsaufgaben

- Erfahrungsbasiertes, fachsystematisches Vertiefungswissen – nicht vorhersehbare Arbeitsaufgaben

Auf diesen Grundlagen können die Ebenen und Kriterien für eine systematische, geschlossene, kompetenzangepasste Reflexion entwickelt werden.

Von der Anfängerin bzw. dem Anfänger zum Experten / zur Expertin

Stufen der Kompetenzentwicklung (nach Dreyfus)	Lernbereiche zur Kompetenzentwicklung
Novizen und Novizinnen	Einfache Regeln und aus der Erfahrung gewonnenes Orientierungs- bzw. Überblickswissen werden in eindeutigen Arbeitssituationen eingesetzt.
Fortgeschrittene Anfängerinnen und Anfänger	Durch berufliche Arbeitserfahrung und das Beachten und gewichten von Fakten, Mustern und Regeln generiertes Zusammenhangswissen kann im situativen Arbeitskontext angewandt werden.
Kompetente Berufsleute	Die Konfrontation mit komplexen Problemsituationen führt zu Detail- und Funktions-wissen das mit korrespondierendem Fachwissen kombiniert wird.
Gewandte Berufsleute	Die verantwortungsvolle Lösung von wenig strukturierten Aufgaben, die viel Arbeitserfahrung und die Aneignung von vertieftem fachtheoretischem Wissen erfordern, erfolgt ein erfahrungsbasiertes fachsystematisches Vertiefungswissen.
Epertinnen und Experten	

Abb. 5: Kompetenzentwicklung im beruflichen Kontext (nach Dreyfuss et al. (1988)

Rauner (2002) hat im «*Konzept der entwicklungslogischen Strukturierung beruflicher Bildungsgänge*» das Modell von Dreyfus et al. (1988) weiterentwickelt und die Anfänger-, Fortgeschrittenen-, Könner- und Expertenaufgaben zusammenfassend als Lernbereiche formuliert (Abb. 6). Auch dieses Modell kann bei der Formulierung von Kriterien einer geschlossenen Reflexion hilfreich sein.

Lernbereiche	**Lernbereiche**	**Aufgabenbereich**	**Aufgabenbewältigung**
Orientierungs- und Überblickswissen	Worum geht es im Beruf hauptsächlich	Berufsorientierende Arbeitsaufgaben	Angeleitete, definierte Aufgabenbearbeitung
Zusammenhangswissen	Wie und warum die Dinge zusammenhängen	Systemische Arbeitsaufgaben	Regelbasierte, systemische Aufgabenbearbeitung
Detail- und Funktionswissen	Worauf es ankommt und wie Dinge funktionieren	Problembehaftete, spezielle Arbeitsaufgaben	Theoriegeleitete, nicht vordefinierte Aufgabenbearbeitung
Erfahrungsbasiertes, fachsystematisches Vertiefungswissen	Dinge fachsystematisch erklären, Probleme situativ lösen	Nicht vorhersehbare Arbeitsaufgaben	Erfahrungsgeleitete, nicht vordefinierte Aufgabenbewältigung

Abb. 6: Inhaltliche Strukturierung beruflicher Curricula (Rauner et al., 2002)

Reflexionstiefe

Mit zunehmender Strukturierung gewinnt die Reflexion an Professionalität. Die Strukturierung allein sagt jedoch noch nichts über die Kompetenztiefe einer Reflexion aus. Das Kompetenzniveau zeigt sich in der beruflichen Situation nach Rauner auf drei verschiedenen Stufen (Rauner et al., 2015). Auf der ersten Stufe gilt es zu bestimmen, was getan werden muss (welche Interventionen), auf der zweiten, wie es getan werden muss (korrekte Durchführung), und auf der dritten, warum die Intervention so durchgeführt werden muss (fachliche Begründung). Anlehnend an (Rauner, Piening, & Bachmann, 2015) kann in einer beruflichen Reflexion zwischen den drei Interventionstiefen deskriptiv, illustrativ und konstruktiv unterschieden (vgl. Tabelle 3) werden. In der ersten Stufe wird beurteilt, ob alle Schritte einer Handlung vollzogen wurden. Hier geht es also um die **Vollständigkeit** einer Handlung. In der zweiten Stufe wird untersucht, mit welcher **Qualität,** mit welcher Haltung und unter welchen Rahmenbedingungen die Handlung vollzogen wurde. Schlussendlich wird in der dritten Stufe untersucht, welche **Sinnhaftigkeit** hinter dieser Handlung liegt. Erst mit der Untersuchung aller drei Reflexionsstufen kann eine Handlung auf Vollständigkeit, Qualität und Sinnhaftigkeit beurteilt werden.

Tab. 3: Reflexionstiefe (nach Rauner et al. 2015)

Fragewort	Reflexionstiefe	Mögliche Fragen
Was?	deskriptiv: beschreiben, darstellen, aufzählen	Welche Handlungen wurden getätigt? Welche Personen waren beteiligt? Welche Schritte wurden unternommen? Welche Themen stehen an?
Wie?	illustrativ: erklären, veranschaulichen, verdeutlichen	Wie viel Zeit wurde für was aufgewendet? Welche Ressourcen standen zur Verfügung? Wie wurde kommuniziert? Welche Haltungen standen hinter den Handlungen? Welche Qualität hatte das Vorgehen? Wie zufrieden waren die Beteiligten?
Warum?	konstruktiv: zusammenfügen, begründen, vergleichen, prüfen, experimentieren	Welche Zusammenhänge gibt es? Wie wird das Handeln begründet? Welchen anderen Fälle sind vergleichbar? Welche Konzepte können angewendet werden? Welche Theorien stützen die Handlungen, Haltungen, das Vorgehen? Welche neuen Ideen, Lösungen können aus den Vergleichen gewonnen werden?

Die Reflexionstiefe kann ebenfalls durch Wahl der mündlichen, schriftlichen oder auch audiovisuellen Form beeinflusst werden.

Mündliche, schriftliche und audiovisuelle Reflexion

Am häufigsten werden Reflexionsprozesse mündlich durchgeführt. Mit oder ohne vorbereitende Überlegungen wird über ausgeführte Handlungen nachgedacht. Diese Form der Analyse ist flexibel, in den Arbeitsprozess einfach einzubauen und individuell, aber unter Umständen auch vergänglich, da Ergebnisse der Reflexion nicht festgehalten werden.

Die schriftliche Form der Reflexion ist vor allem in Bildungssettings sehr verbreitet. Modelle, Ziele und Inhalte werden im Voraus definiert. Schriftliche Reflexion schafft eine grössere Verbindlichkeit.

Handlungen und Situationen können mit geringem Aufwand audiovisuell, beispielsweise im Rahmen eines Videotagebuchs, festgehalten werden. Zu beachten ist hier, dass die technischen Voraussetzungen zum Hochladen, Speichern und Abspielen solcher Dateien vorhanden sein müssen. Filme haben einen hohen Speicherbedarf, nicht jede Plattform ist deshalb dazu geeignet.

Ob eine Reflexion mit oder ohne Dokumentation der Ergebnisse, einzelner Teile oder des ganzen Prozesses erfolgt, ist abhängig vom Ziel, der Situation, den zur Verfügung stehenden Mitteln und dem Aufwand, den man betreiben möchte. Zur Dokumentation des Lernprozesses im Bildungssetting empfiehlt es sich, die Reflexionen zu dokumentieren und in einem Lernportfolio zu hinterlegen.

Selbstreflexion, Peerreflexion und Experten- beziehungsweise Fremdreflexion

Reflexionen können allein, in Gruppen oder mit Experten erfolgen. Die Selbstreflexion bedeutet, zurückschauen auf die eigene Handlung. Sie ist die Kernkompetenz von reflektierten Praktikerinnen und Praktikern. Selbstreflexion soll regelmässig praktiziert werden. Selbstreflexion verfolgt folgende Ziele:

- künftig bewusster zu handeln / zu entscheiden
- dieselben Fehler nicht zu wiederholen
- sich eigener Stärken bewusster zu sein und diese gezielt einzusetzen
- eigene Schwächen zu kennen und an diesen zu arbeiten
- in Ausbildung und Studium regelmässig den Lernzuwachs zu reflektieren

Selbstreflexion ist nur dann effektiv, wenn sie gewissenhaft und systematisch erfolgt. Wichtig dabei ist, sich die Zeit zu nehmen und die Bereitschaft zu haben, sein eigenes Handeln in Frage zu stellen. Dies mit dem Ziel, persönlich zu wachsen und beruflich weiterzukommen.

Eine Peerreflexion kann als Auftrag im Rahmen einer Unterrichtsequenz oder im Rahmen eines gemeinsamen Lernprozesses von den Studierenden selbst gemacht werden. Es wird festgelegt, was Inhalt und Ziel der Reflexion darstellt und wer welche Verantwortlichkeit übernimmt. Zentral ist, dass die Reflexion durch die handelnde Person durchgeführt wird. Kolleginnen und Kollegen regen mittels konstruktiv-kritischer Fragen einen fachlichen Austausch an. Dieser gemeinsame Austausch sowie die Verbindlichkeit der kollektiven Arbeit wirken sich allgemein positiv auf den Reflexionsprozess und die Ergebnisse aus.

Die Expertenreflexion wird meist durch die Fachexpertin oder den Fachexperten mit klar definierten Reflexionsdimensionen, einem Modell oder vorgegebenen Kriterien durchgeführt. Eine Gefahr der Expertenreflexion liegt darin, dass die Fachpersonen nur Rückmeldungen zum Outcome geben und nicht in einen ganzheitlichen Reflexionsprozess gemeinsam mit den Studierenden einsteigen.

Fördern der Reflexion durch Feedback und Fragen

Feedbacks an Lernende und/oder Studierende sind wichtige und zentrale Bestandteile im Lern- und Reflexionsprozess. Allerdings ist nicht jede Art von Feedback geeignet. Häufig wird beim Feedback an Lernende und/oder Studierende eine Einwegkommunikation angewandt. Es werden manchmal nur Eindrücke, Einschätzungen und Informationen von Expertinnen und Experten oder Lehrpersonen weitergegeben. Die Wirksamkeit eines solchen Feedbacks muss jedoch hinterfragt werden. Untersuchungen und Erfahrung zeigen, dass ein solches Feedback nur selten effektiv für das Lernen oder die Weiterentwicklung verwendet werden kann (Sanders & Zierer, 2019).

Lernfeedback

Nach Hattie und Timperley (2007) sollten bei einem entwicklungs- und lernfördernden Feedback folgende Fragen im Zentrum stehen:

1. Wohin will ich? (feed up) – Rückmeldung zu den Zielen der Lernenden und/oder Studierenden.
2. Wo stehe ich? (feed back) – Rückmeldung zum aktuellen Kompetenzstand.
3. Was sind die nächsten Schritte? (feed forward) – Info dazu, was die Lernenden und/oder Studierenden als nächsten Lernschritt in Angriff nehmen können.

Sie formulieren vier Ebenen des Feedbacks:

- *Die Aufgabe*, welche darüber informiert, ob die Lernenden und/oder Studierenden eine Aufgabe korrekt gelöst haben (und was die richtige Lösung ist).
- *Den Lösungsprozess*, welcher darüber informiert, wie gut der Lösungsweg war und welche Alternativen es gäbe.

- *Die Selbstregulation*, welche darüber informiert, wie Lernende und/oder Studierende gelernt haben, wie sie sich Unterstützung holen und wie sie sich organisieren.
- *Das Selbst (eigene Person):* Auf dieser Ebene wird den Lernenden und/oder Studierenden ein persönliches Feedback gegeben.

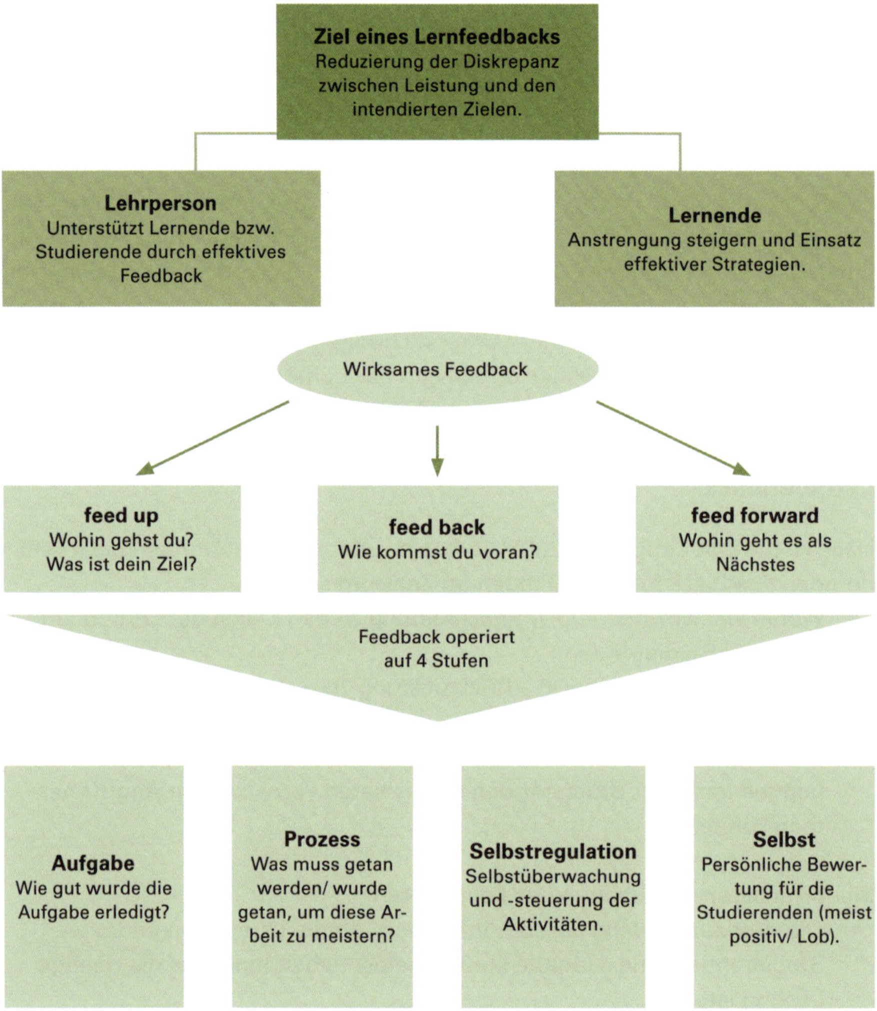

Abb. 7: Feedback-Modell (nach Hattie et al., 2007)

Feedback auf der Auftragsebene (*richtig – falsch, ja – nein)* führt schnell zu einem Resultat oder Ergebnis und kommt häufig zum Einsatz (Sanders & Zierer, 2019). Bei dieser Art von Feedback wird rückgemeldet, ob eine Aufgabe korrekt gelöst wurde und gegebenenfalls, was nicht korrekt gemacht wurde. Diese Ebene bildet die fachliche Grundlage für die zweite und dritte Feedbackebene und ist manchmal unerlässlich. Die Schwäche des aufgabenbezogenen Feedbacks liegt darin, dass dieses in seiner Aussagekraft oberflächlich ist und nur begrenzt auf andere Aufgaben übertragbar ist. Deshalb braucht es auch Feedbacks auf der zweiten und dritten Ebene, welche eine vertiefte Auseinandersetzung und weiterführendes Lernen fördern.

Die *Ebene des Lösungsprozesses* thematisiert nicht mehr das Leistungsprodukt, sondern den Leistungsprozess (Sanders & Zierer, 2019). Fragen können beispielsweise sein: «Wie hast du dein Vorgehen geplant?», «Welche Überlegungen hast du dir gemacht?», «Welche theoretischen Grundlagen konntest du anwenden?» oder «Wie oft hast du geübt?» u.v.m. Mit diesen Fragen wird die Reflexion angeregt und damit auf mögliche Probleme, Fehler oder Strategien aufmerksam gemacht. Die Form des Feedbacks ermöglicht den Studierenden, sich vertieft mit der Situation, der Aufgabe und den Lösungen auseinanderzusetzen. Dadurch wird die Zielerreichung gefördert.

Das Feedback auf der Ebene des Lösungsprozesses fördert die Reflexion von Lernenden und/oder Studierenden sowohl in Trainingssituationen als auch in der praktischen Ausbildung. Auf dieser Ebene erzielt man mittels Fragen die besten Ergebnisse.

Bei der *Ebene der Selbstregulation* wird der eigene Lern- und Entwicklungsprozess angesprochen (Sanders & Zierer, 2019). Schaffen es Lernende und/oder Studierende durch dieses Feedback, ihre eigenen Lern- und Entwicklungsprozesse selbstregulativ zu steuern, kann diese Rückmeldeform das Lernen und die Praxisentwicklung nachhaltig unterstützen. Hier sind vor allem reflexive und sondierende Fragen durch die Lehrperson hilfreich, um die eigenen Lernstrategien zu kontrollieren und dadurch wesentliche Impulse für den Lernprozess zu erhalten.

Die *vierte Feedbackebene, das Selbst (eigene Person),* entfernt sich von den inhaltlichen Aspekten und geht stattdessen auf die Person der Lernenden und/oder Studierenden ein, meist in Form von Lob oder Tadel.

Fragen im professionellen Kontext

Fragen einer Reflexion im professionellen Kontext sind zielgerichtet. Sie sollen einen Lern- und Veränderungsprozess bewirken. Das professionelle Gespräch findet in der Regel zwischen zwei unter Umständen hierarchisch ungleichen Teilnehmenden statt. Im Folgenden heissen die Teilnehmenden Gesprächsinitiierende (zum Beispiel Lehrpersonen) und Gesprächsempfangende (zum Beispiel Lernende und/oder Studierende). Die Fragen zielen darauf ab, einen Unterschied zum vorherigen Zustand zu erwirken; beispielsweise, etwas besser verstehen, erklären, analysieren, beurteilen oder gewichten zu können.

In einem professionellen Gespräch, das in der Regel zwischen zwei Fachpersonen geführt wird, können verschiedene Typen von Fragen zum Einsatz kommen. Ihre Wirkungen haben mit den Rollen der beiden Fachpersonen und mit dem erwünschten Ergebnis zu tun. Entsprechend unterscheiden sich auch die Methoden des Fragens.

Im Rahmen des Lernsettings kann phänomenologisch gesehen von zwei unterschiedlichen Fragetypen gesprochen werden. Uwe Strass (2007) spricht von Fragen mit antworterzeugender oder reflexionserzeugender Wirkung. In der Folge werden die von Strass (Strass, 2007, S. 20ff) dargelegten Typen von Fragen zusammengefasst.

Antworterzeugende Fragen sind darauf ausgerichtet, Situationen, Handlungen, Haltungen oder Ereignisse zu analysieren und anschliessend Alternativen oder Hypothesen zu entwickeln. Mögliche Antworten sind dem Gesprächsinitiierenden bekannt. Die Gesprächsempfangende soll aufgrund der Fragen konkrete Antworten oder Lösungsvorschläge entwickeln. In der Regel sind antworterzeugende Fragen eher geschlossen. Beispiele:

- Wie sind Sie heute bei der Vitalzeichenkontrolle vorgegangen?
- Welche Pflegediagnosen könnten bei diesem Patienten eruiert werden?
- Wie häufig würden Sie diese Patientin umlagern?

Bei reflexionserzeugenden Fragen kennen beide Gesprächsteilnehmenden die Antwort nicht. Neugier und das Interesse, etwas zu verstehen, stehen im Zentrum. Die reflexionserzeugende Haltung zeichnet sich durch aktives Zuhören aus, und die Fragen sind offen formuliert. Beispiele:

- Sie haben von der Bedeutung der Pflegeplanung gesprochen: Inwiefern konnten Sie ihre Pflegeplanung in der heutigen Patientensituation nutzen?
- Sie sagten, dass Ihnen Teamfähigkeit sehr wichtig sei. Können Sie beschreiben, was Sie darunter genau verstehen?
- Sie haben sich sehr viel Zeit für die Mobilisation von Frau T. genommen: Weshalb setzen Sie diese Priorität?

Im professionellen Kontext sollten idealerweise beide Fragetypen zum Einsatz kommen. So wird ein Gespräch lebendig, und Veränderungen sowie Lernprozesse werden möglich.

Mittels Fragen kann die Reflexion bei Menschen angeregt werden. Je mehr ein Mensch sich selbst und seine Handlungen reflektiert, desto besser wird seine Fähigkeit zu reflektieren. So ist es gerade im Aus- und Weiterbildungsbereich wichtig, die Reflexion bei Lernenden und/oder Studierenden immer wieder anzuregen und in den Unterricht einzubauen, damit die Reflexionskompetenz stetig entwickelt werden kann.

Reflexionskompetenz entwickeln

«Reflexion ist eine Art Fenster. Die Pflegepraktikerin schaut hindurch und beobachtet sich selbst im Rahmen ihrer erlebten Erfahrungen» (Johns, 2004, S. 67).

«Eine reflektierende Verarbeitung von Wissen und Erfahrungen dient dem Aufbau der persönlichen Identität» (Olbrich, 2010). Eine ausgeprägte Reflexionskompetenz, also die Kompetenz, die eigenen Handlungen und die Wirkungen auf andere zu hinterfragen, zu analysieren und gegebenenfalls zu ändern, hat für das professionelle Handeln viele Vorteile.

- Die Qualität des professionellen Handelns steigt.
- Die eigene Zufriedenheit nimmt zu.
- Die Widerstandsfähigkeit wird gestärkt.
- Das Burnout-Risiko sinkt.

Um allen Belastungsfaktoren im Beruf gewachsen zu sein und um gesund zu bleiben, brauchen Fachpersonen eine fundierte Reflexionskompetenz. Diese Kompetenz ist wesentlicher Bestandteil der gesamten beruflichen Kompetenzen. Professionelle Reflexion ist mehr als nur das Verarbeiten von alltäglichen Erlebnissen. Professionelle Reflexion wird gezielt strukturiert und beinhaltet die im folgenden Kapitel beschriebenen Merkmale. Sie verlangt nach einer nachfolgend beschriebenen Tiefe, damit gezielt professionelle Veränderungen und Optimierungen im beruflichen Handeln vorgenommen werden können.

Damit dies erfolgen kann, beschreibt Johns (2004), dass von einer reflektierenden Person grundsätzlich die drei Phasen *Erleuchtung, Ermächtigung* und *Emanzipation* durchlaufen werden müssen. Wenn diese Phasen immer wieder bewusst durchlaufen werden, wird die Fähigkeit, *nach hinten zu schauen, um nach vorne* in eine patientenorientierte Handlungsfähigkeit zu gelangen (Tabelle 4), geschult.

Tab. 4: Typologie der Erleuchtung, Ermächtigung und Emanzipation (nach Johns, 2004)

Typologie der Erleuchtung, Ermächtigung und Emanzipation	
Erleuchtung	Die reflektierende Person erkennt, warum wünschenswerte Handlungsweise behindert oder verhindert werden und wie sich die Dinge so entwickelt haben.
Ermächtigung	Die reflektierende Person akzeptiert den gefühlten Konflikt und die eventuell damit verbundene Angst vor negativen Konsequenzen. Dieser Prozess ist eine notwendige Voraussetzung, um Veränderungen der eigenen Handlungsweisen und der äusseren Umstände zu verwirklichen.
Emanzipation (Transformation)	Die Pflegeperson verwirklicht ihre obersten Interessen, indem sie geeignete Massnahmen ergreift.

Die Entwicklung einer Reflexionsfähigkeit ist in beruflichen Situationen unumgänglich und trägt wesentlich dazu bei, dass berufliche Handlungen optimiert werden. Mehrfach wurde bereits erwähnt, dass es zur Reflexion Übung und Erfahrung braucht. Deshalb sollten regelmässig und systematisch Reflexionen im Unterricht, aber auch in Praxissettings eingebaut werden.

Planung einer Reflexion

Die Planung von Reflexionssequenzen ist ein weiterer Schritt zur Professionalisierung der Reflexion. Sie hilft, die manchmal auch unangenehmen Elemente einer Verhaltensänderung gezielt anzugehen und zu dokumentieren. Die Schritte steuern die Reflexion und sichern ihre Ergebnisse. Damit wird eine nachhaltige Veränderung hervorgerufen.

(Friebe, 2010) schlägt folgende 6 Schritte vor:

1. Zielsetzung der Reflexion: Die Orientierung an Zielen ermöglicht eine Fokussierung auf eine spezielle Frage oder ein bestimmtes Anliegen hin. Die Zielsetzung ermöglicht am Schluss eine Überprüfung der Ergebnisse.
2. Auswahl von Denkmodellen: Denkmodelle geben für eine geplante Reflexion Orientierung. Sie helfen, Handlungsschritte zu erkennen, ein Vorgehen zu strukturieren, Wege zu finden oder Lösungsschritte zu erarbeiten.
3. Zusammenstellung zielorientierter Fragen: Die zu bearbeitenden Fragen müssen auf das Thema abgestimmt sein, sie sollen möglichst viele offene Lösungswege zulassen (siehe auch Kapitel 4.2.)
4. Gestaltung von Reflexionsphasen: Verschiedene Phasen in der Reflexion helfen, rationale Beobachtungen und emotionale Wahrnehmungen vertieft anzuschauen. Es gilt, nicht nur intuitiv Fakten und Gefühle zu untersuchen. In einer weiteren Phase sind die verschiedenen Einflussfaktoren bewusst darzulegen, die Fragestellungen vertieft anzuschauen und Ergebnisse zu sichern.
5. Auswahl der Reflexionsmethoden: Die Auswahl der Reflexionsmethode soll den Beteiligten Orientierung geben, aber auch nutzbringend sein und neue Lösungen hervorbringen (siehe auch Kapitel 8).
6. Bestimmung der Ergebnissicherung: Je nach Ziel der Reflexion wird die Form der Ergebnissicherung bestimmt. Professionelle Reflexionsprozesse sollen nachvollzogen und Veränderungsprozesse überprüft werden können. Das kann mündlich oder schriftlich geschehen.

Killer- und Erfolgsfaktoren

Reflexion kann als lustvoll oder als mühsam erlebt werden. Seine eigenen Handlungen zu hinterfragen, zu analysieren und gegebenenfalls zu ändern, kann Unbehagen, Missmut oder Widerstand auslösen (Honegger, Ammann, & Hermann, 2015).

Damit ein Reflektionsprozess effektiv und nachhaltig verläuft und nicht zu Frustration führt, hat Johns (2004) «zehn Cs» formuliert, die gegeben sein müssen. Auch wenn diese Voraussetzungen nachvollziehbar erscheinen, können einige sehr herausfordernd sein.

- *Commitment (Engagement):* daran glauben, dass neben der Praxis auch die Person wichtig ist, und die Verantwortung für sich selbst übernehmen; die Offenheit, Neugier und Bereitschaft zur Veränderung
- *Contradiction (Widersprüchlichkeit):* den Widerspruch zwischen dem, was wünschenswert ist, und der tatsächlichen Praxis herausarbeiten und verstehen
- *Conflict (Konflikt):* Konfliktenergie als Triebkraft der Veränderung (Massnahmen) und als Chance zur Verbesserung sehen und nutzen
- *Challenge and Support (Konfrontation und Unterstützung):* Einstellungen, Überzeugungen und Handlungen in einer Weise, die nicht berohlich ist, ansprechen
- *Catharsis (Katharsis):* negative Gefühle ansprechen und aufarbeiten
- *Creation (Kreativität):* unterschiedliche Sichtweisen und Positionen aufdecken und die Auswirkungen auf die Situation erkennen
- *Connection (Verküpfung):* anerkennen, dass Wissen und Erfahrung dem Wandel unterworfen sind, und neue Erkenntnisse in den Arbeitsalltag einbinden
- *Caring (Fürsorge):* wünschenswerte Handlungsweisen patientenzentriert umsetzen und in den Alltag einbinden
- *Congruence (Kongruenz):* Reflektion als Spiegel der tatsächlichen Pflegepraxis anerkennen
- *Constructing (Aufbau persönlichen Praxiswissens):* neue Erfahrung, Erkenntnisse und Theorien ins Praxiswissen einbinden

Ob Reflexion angeordnet oder freiwillig durchgeführt wird, spielt ebenfalls eine grosse Rolle. «Wird Reflexion verordnet, verwandelt sich das personalisierende und lustvoll wirkende Element von Reflexion und wird als Unlust, als Zwang erlebt» (Honegger, Ammann, Hermann, 2015, S. 19). Dabei kann der Zwang zur Dokumentation des Reflexionsprozesses die Unlust verstärken. Vor allem wenn die Dokumentation nur für die Lehrperson gemacht und nicht als zusätzliches Lernelement erlebt wird. Erkenntnisse aus einer Reflexion können hierbei zu Bekenntnissen werden und bekommen einen stark beurteilenden Charakter. Zwischen Bekenntnis und Erkenntnis kann folgendermassen unterschieden werden:

- *Ein Bekenntnis hat einen beurteilenden Charakter:* Ein Bekenntnis wird abgelegt, richtet sich auf Vergangenes und zielt eher auf Lücken und Fehlendes.
- *Eine Erkenntnis ist eine neu erworbene Einsicht:* Eine Erkenntnis wird verkündet, richtet sich eher auf Gegenwärtiges oder sogar Zukünftiges. Sie zielt eher auf Ressourcen oder auf Lernfortschritte.

Die schriftliche Dokumentation eines Reflexionsprozesses ist dann von Nutzen, wenn durch die Verschriftlichung weitere Erkenntnisse gewonnen werden können. Verschriftlichungen erfordern prägnante Formulierungen. Erkenntnisse müssen differenziert erarbeitet und ausgearbeitet werden. Durch Zusammenfassungen können zusätzliche Einsichten gewonnen werden, weil der Lernprozess nochmals durchgegangen wird. Schriftlich formulierte Erkenntnisse sind prägnanter und können besser verinnerlicht werden. Der Lernprozess, also auch Lernfortschritte und -erfolge, kann nachverfolgt werden, was zudem zu Verhaltensänderungen motivieren kann. Damit Reflexion als hilfreich erlebt wird, gilt es, folgende Fehler zu vermeiden (Friebe, 2019):

Fehler in der Gestaltung der Reflexion:

- Strukturlosigkeit
- Verfolgung eines festen Plans
- Wiederholung derselben Reflexionsform oder -methode

Eine klare Strukturierung des Reflexionsprozesses gibt den Teilnehmenden Orientierung und erleichtert das Durcharbeiten der Fragen. Wenn das Drehbuch aber zu starr ist, kann es sein, dass die geplante Struktur in einer bestimmten Phase der Reflexion nicht mehr zweckmässig ist und der Reflexionsprozess zu stocken beginnt. Hier gilt es, eine gute Balance zu finden. Auch die Wiederholung der immer gleichen Struktur kann demotivieren, vor allem dann, wenn die Reflexion ihren Zweck nicht mehr erfüllt. Es sollte also immer darauf geachtet werden, dass der Zweck der Reflexion voll und ganz erfüllt werden kann.

Fehler bei der Begleitung der Reflexion:

- Missachtung der Bedürfnisse der Reflektierenden
- Tolerierung von schweigenden Teilnehmenden
- Tolerierung von Wiederholungen der Vorrednerinnen und Vorredner
- Zulassen von blinden Flecken, Auslassung der Knackpunkte

Auch Fehler in der Begleitung der Reflexionsprozesse können zu Unmut führen. Fühlen sich die Teilnehmenden mit ihren Bedürfnissen nicht ernst genommen, werden sie kaum motiviert sein, ihre Handlungen zu reflektieren. Die Begleitung des Gruppenprozesses trägt wesentlich dazu bei, ein fruchtbares Ergebnis einer Reflexion zu erhalten. Wenn die Teilnehmenden aufgefordert werden, sich differenziert zu äussern, und sich nicht einfach der Meinung der Vorrednerinnen und Vorredner anschliessen können, kommt es zu vielfältigeren Ergebnissen aus dem Reflexionsgespräch. Falls der Knackpunkt eines Themas nicht angesprochen wird, sollte der Grund dafür gefunden werden. Hier können Fragen helfen wie: Welche Ergebnisse versprechen sich die Teilnehmenden von dieser Reflexion? Wovor könnten die Teilnehmenden Angst haben? Welche Hindernisse, Erfahrungen, Glaubenssätze führen dazu, dass die Teilnehmenden dem Problem ausweichen? Hier gilt es also, zuerst den Grund für den Widerstand zu ermitteln, bevor mit der Reflexion begonnen oder weitergefahren werden kann.

Best Practice

Das reflektierende Denken im Alltag ist ein wichtiger Zugang zur Entwicklung von wertvollem Alltagswissen und zur Lösung realer Probleme. Indem in der Reflexion Erfahrungen sowie das zugrunde liegende implizite Wissen (tacit knowlege) explizit gemacht, wieder aufgegriffen und systematisch überdacht werden, ist sie Schlüsselkomponente der Kompetenzerweiterung im Rahmen praktischer Tätigkeiten und ein Instrument zur Weiterentwicklung von Theorie und Praxis (Offermann & Ludwig, 2015). Pflegende erleben Praxisreflexionen als förderlich. Sie können individuell oder aber in Gruppen gemacht werden. Durch Hinterfragen von Haltungen, Handlungen und Prozessen werden berufliche Situationen überprüft und optimiert, Fähigkeiten entwickelt und neues Wissen generiert. Professionelle Reflexion ist deshalb zwingender Bestandteil der Qualitätssicherung, Praxisentwicklung und von Lernprozessen im Praxisfeld. Regelmässige Reflexionen bieten die Chance zur Optimierung von Arbeitsprozessen, helfen, Situationen zu analysieren und so die aktuelle Praxis weiterzuentwickeln.

Literaturverzeichnis

Bade, Peter; Herold, Gabriele; Kandzora, Gabriele; Koch, Peter; Lehmbäcker, Ester; Wauschkuhn, Birgit: «Reflexionskompetenz fördern» (2018). www.li.hamburg.de/lia [10.09.2019]

Balasko, Beatrice: Die klinische Entscheidungsfindung als zentrales Thema von Evidence-based Nursing. Eine Untersuchung über die verschiedenen Wissensquellen der pflegerischen Entscheidung im Akutspital (2010). http://othes.univie.ac.at/8914/1/2010-03-08_9656328.pdf [03.08.2015]

Barksby, Justine; Butcher, Nick; Whysall, Andy: A new model for reflection for clinical Practice. In Nursing Times, 34/35, 2015, S. 21–33.

Benner, Patricia: Stufen zur Pflegekompetenz: From Novice to Expert. Bern: Hans Huber, 2000.

Bloom, Benjamin Samuel; Engelhart, Max D; Furst, Englhart J; Hill, Walker H; Krathwohl, David R: Taxonomie Lernzielen im kognitiven Bereich. Weinheim/Basel: Beltz Studienbücher, 2001.

Dauber, Heinrich: Selbstreflexion im Zentrum Pädagogischer (2006). http://www.heinrich-dauber.de/uploads/media/Selbstreflexion_in_paedagogischen_Praxisfeldern_9._Fassung_17.pdf [20.01.2020]

Dreyfus, Hubert L; Dreyfus, Stuart E. (1988). Mind over machine: the power of human intuition and expertise in the era of the computer. In: Rauner, Grollmann, & Martens, Messen beruflicher Kompetenzentwicklung (ITB-Forschungsbericht, Bd. 21), 1988. https://www.pedocs.de/volltexte/2014/9158/pdf/Rauner_Grollmann_Martens_2007_Messen_beruflicher_Kompetenz.pdf [03.04.2020]

Frei, Irene A: Praxis in Richtung Best Practice – Best Care. Pflege, 19(5), 2007. S. 273–274.

Friebe, Jörg: Reflexion im Training. Aspekte und Methoden der modernen Reflexionsarbeit. Bonn: Manager Seminare, 2010.

Hattie, John; Timberly, Helene: The Power of Feedback. In: Review of educational Research, 77(1), 2007. S. 81–112.

Honegger, Monique; Ammann, Daniel; Hermann, Thomas: Schreiben und Reflektieren (Bd. 5). S. 13–21). Bremen: Zentrum für Hochschuldidaktik und Erwachsenenbildung, Pädagogische Hochschule Zürich, 2015.

Johns, Christopher: Selbstreflexion in der Pflegepraxis – gemeinsam aus Erfahrung lernen. Bern: Hans Huber, 2004.

Käppeli, Silvia: Was für ein Wissen braucht die Pflege. Pflege, 12, 1999. S. 153–157.

Keller, Martin: Reflektieren gut gemacht. Von Empirie zu Denkangeboten. In: Honegger Monique (Hrsg.): Schreiben und Reflektieren (Bd. 5), S. 107–123). Bern: hep Verlag, 2015.

Killion, Joelle P; Todnem, Guy R: Process for Personal Thoery Building. In: Educational Leadership, 48(6), 1991. S. 14–16.
Kolb, David A: Experiential Learning. Englewood Cliffs: Prentice Hall, 1984.
Korthagen, Fred A. J; Kessels Jos P A : Linking theory and practice: changing the pedagogy of teacher education. In: Educational Researcher, 28(4), 1999. S. 4–17.
Korthagen, Fred A. J; Vasalos, Angelo: Levels in reflection: core reflection as a mesna to enhande professional growth. In: Teachers and Teaching: therory and practice, 8(1), 2005. S. 47–71.
Ministerie van Onderwijs, Cultuur en Wetenschappen NL: Gekwalificeerd voor de Toekomst – Eindrapport Commissie Kwalificatiestructuur (1996). https://de.slideshare.net/VpkChat/gekwalificeerd-voor-de-toekomst-1996 [30.01.2020]
Offermann, Catherine; Ludwig, Iris: Best Practice Pflege: Reflexionsprozesse für eine nachhaltige Pflegepraxis in kompetenz- und praxisorientierten Weiterbildungen. In: Pädagogik der Gesundheitsberufe, 2(4), 2015. S. 25–30.
Offermann, Catherine; Ludwig, Iris; Morosini, Petra: ROLS im Kontext des Reflexionsberichtes KNW FaGe OdA Kanton Zürich (2019). https://www.odacloud.ch/wp-content/uploads/2018/07/Bewertungsraster-KNW-Teil-2-ODAGZH.pdf [10.07.2019].
Olbrich, Christa: Pflegekompetenz. Bern: Hans Huber, 2010.
Organisation der Arbeitswelt Santé (OdA): Verordnung des SBFI über die berufliche Bildung fachfrau Gesundheit/Fachmann Gesundheit EFZ (2016). https://www.odasante.ch/fileadmin/odasante.ch/docs/Berufliche_Grundbildung/FaGe_BiVo_2016_d.pdf [21.03.2020]
Rauner, Felix: Entwicklungspsychologisch srukturierte berufliche Curricula: Vom Neuling zur reflektiretn Meistershaft. In: Zeitschrift für Berufs- und Wirschaftspädagogik, 95(3), 1999. S. 424–446. Von https://www.yumpu.com/de/document/view/6586867/felix-rauner-entwicklungslogisch-strukturierte-beruflichen-curricula- [10.03.2020]
Rauner, Felix; Grollmann, Philipp; Martens, Thomas: Messen beruflicher Kompetenz(entwicklung). ITB-Forschungsberichte, 21, 2017. https://www.pedocs.de/volltexte/2014/9158/pdf/Rauner_Grollmann_Martens_2007_Messen_beruflicher_Kompetenz.pdf [30.01.2020]
Rauner, Felix; Piening, Dorothea; Bachmann, Nele: Messen und Entwicklung beruflicher Kompetenz in den Pflegeberufen der Schweiz. Bremen: Universität Bremen, 2017.
Sanders, Benedikt; Zierer, Klaus: Schulisches Feedback: Welche Form von Feedback verwenden Lehrende und wie wirdsam schätzen Lernende diese ein? Pädagogsiche Rundschau (73), 2019. S. 589-601.
Schön, Donald A: The Reflective Practitioner. How Professionals Think in Action. New York: Basic Books, 1983.
Strass, Uwe: Hilfreiches Fragen – Praxishandbuch für hilfreiche Gespräche in Lern- und Veränderungsprozessen. books on demand, 2007.
Willi, Irene: Kollegiale Beratung – von Peers lernen (2018). https://www.kalaidos-fh.ch/de-CH/Blogs/Posts/2018/04/hrl-1142-Kollegiale-Beratung-Lernen-von-Peers-Teil-1 [12.12.2019]
Wyss, Corinne: Zur Reflexionsfähigkeit und -praxis der Lehrperson. bildungsforschung, 5(2), 2008. Von www.pedocs.de [12.12.2019]

Anhang 1: Reflexionsmodelle

ALACT-Modell («Reflection-on-Action» und «Reflection-for-Action»)

Korthagen, F. A. J. & Vasalos, A. (2010). Going to the Core. Deepening Reflection by Connecting the Person to the Profession. In N. Lyons (Ed.), *Handbook of Reflection and Reflective Inquiry. Mapping a Way of Knowing for Professional Reflective Inquiry* (529-552). New York, NY: Springer-Verlag.

Das Modell bezeichnet 5 Phasen. Deren Anfangsbuchstaben bilden das Akronym ALACT. Anfangs- und Endpunkt der Reflexion ist die Handlung und das Erleben einer Person (Action und Trial). Rückblickend auf die Handlung (Looking back) werden Ziele mit dem Erreichten verglichen und Beschränkungen seitens Struktur, Umwelt oder der Person erarbeitet. Darauf aufbauend werden wesentliche Aspekte, die zur Bewältigung der Situation beitragen können, fokussiert (Awareness). In der vierten Phase werden daraus Handlungsalternativen abgeleitet (Creating alternatives). Diese werden wiederum im Handeln getestet (Trial), und der Kreislauf beginnt von Neuem.

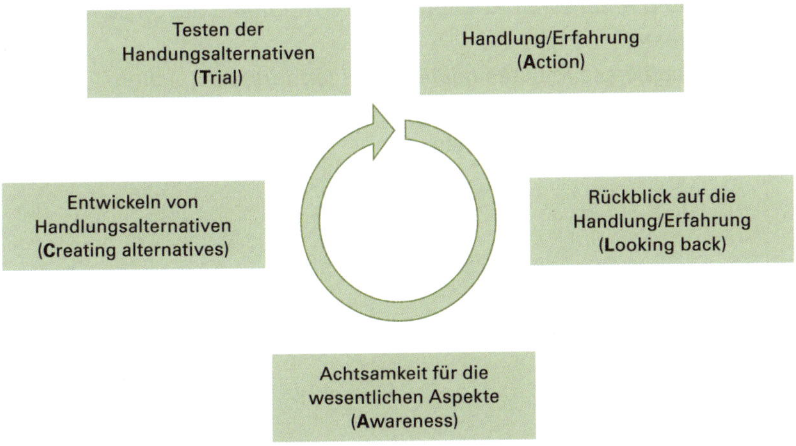

Abb. 8: Reflexionsprozess nach dem ALACT-Modell (Korthagen & Vasalos, 2010)

5 Phasen der Reflexion:

1. (Problematische) Handlung/Erfahrung
   - *Was waren die konkreten Ereignisse?*
   - *Was habe ich getan?*
   - *Was war das Problem?*

2. Rückblick auf die Handlung/Erfahrung
   a. Blick auf die Intention der Handlung
   - *Was wollte ich in der konkreten Situation erreichen?*
   - *Was wollte ich besonders beachten?*
   - *Was wollte ich ausprobieren?*

   b. Blick auf die zugrunde liegenden Haltungen, Werte, Emotionen
   - *Was habe ich gedacht?*
   - *Wie habe ich mich gefühlt?*
   - *Was glaube ich, dass die anderen wollten, taten, dachten, fühlten?*

3. Achtsamkeit für die wesentlichen Aspekte (Kernqualitäten)
   - *Was haben die Antworten auf die vorangegangenen Fragen gemeinsam?*
   - *Was kann auf den Einfluss des Kontextes/der Umgebung zurückgeführt werden?*
   - *Was bedeutet das für mich und mein zukünftiges Handeln?*

4. Entwickeln von Handlungsalternativen
   - *Welche Alternativen kann ich erkennen?*
   - *Was sind die Vorteile beziehungsweise Nachteile der einzelnen Alternativen?*
   - *Was beschliesse ich, das nächste Mal (anders) zu machen?*

5. Testen der Handlungsalternativen

Zwiebelmodell – Reflexion der Schichten der Persönlichkeit

Korthagen, F. A. J. & Vasalos, A. (2010). Going to the Core. Deepening Reflection by Connecting the Person to the Profession. In N. Lyons (Ed.), *Handbook of Reflection and Reflective Inquiry. Mapping a Way of Knowing for Professional Reflective Inquiry* (529-552). New York, NY: Springer-Verlag.

Hintergrund dieses Modells ist die Annahme, dass Verhalten durch verschiedene Aspekte der Persönlichkeit sowie persönlicher Umstände beeinflusst wird. In der Anwendung des Zwiebelmodells reflektiert man verschiedene Aspekte der eigenen Persönlichkeit in Verbindung mit einer konkreten Herausforderung bspw. aus dem Berufsalltag. Daraus sind 6 Ebenen der Reflexion entstanden.

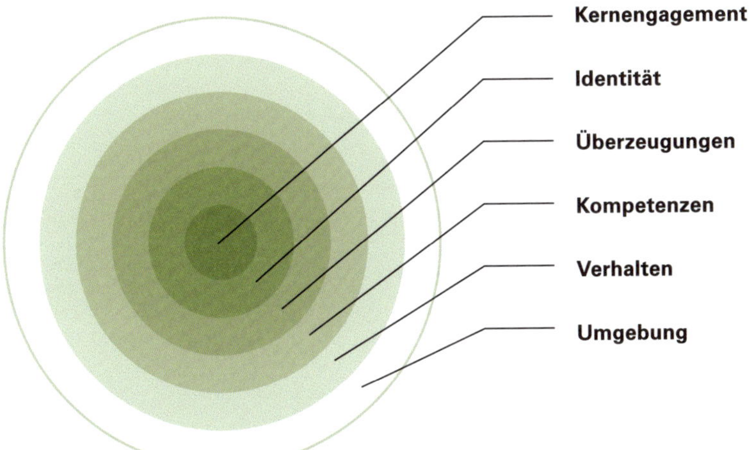

Abb. 9: Zwiebelmodell – Ebenen der Persönlichkeitsreflexion
(nach Korthagen et al., 2010)

6 Ebenen der Reflexion

1. Kernengagement
    - *Wofür tust du das?*
    - *Welchem grösserem Ganzen* fühlst du dich verbunden?

2. Identität
    - *Wie siehst du dich selbst?*
    - *Wie siehst du deine persönliche Rolle?*

3. Überzeugung:
    - *An was glaubst du?*
    - *Welche Werte und Normen leiten dich?*

4. Kompetenz
    - *Was kannst du?*
    - *Was weisst du?*

5. Verhalten
    - *Was tust du?*
    - *Warum tust du etwas?*

6. Umgebung
    - *Wo findet dein Engagement statt?*
    - *Womit hast du es zu tun?*
    - *Was begegnet dir?*
    - *Was beeinflusst dein Handeln?*

Reflexionszyklus nach Gibbs («Reflection-on-Action» und «Reflection-for-Action»)

Gibbs G. (1988). Learning by Doing, A Guide to Teaching and Learning Methods. Oxford: Center for Staff and Learning Development, Oxford Brookes University.

Der im Buch vorgestellte, reflektierende Lernzyklus modelliert, wie Lernende und/oder Studierende Theorie und Praxis verbinden können, indem sie sich auf eine zyklische Abfolge von Aktivitäten einlassen. Dieses Modell wurde besonders einflussreich in Lehrerentwicklungsprogrammen und in Gesundheitsberufen.

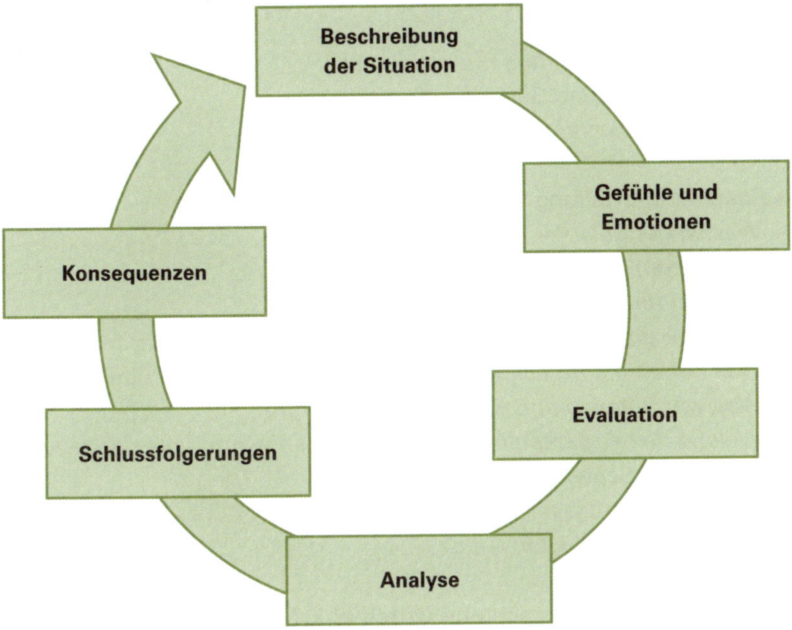

Abb. 10: Reflexionszyklus nach Gibbs (Gibbs, 1988)

Die 6 Phasen und Darstellung von vorgeschlagenen Leitfragen

1. Beschreibung: Mit relevanten und spezifischen Details ohne Bewertung und Interpretation
   - *Was ist passiert?*
   - *Was hat dazu geführt?*
   - *Wann und wo fand es statt?*
   - *Wer war beteiligt?*
   - *Was war der Kontext?*

2. Gefühle: Beschreibung der Gefühle, Reaktionen und Gedanken, deren Einfluss auf die Situation und deren Veränderung
   - *Was hast du vor, während und nach der Situation gefühlt?*
   - *Welche positiven Gefühle traten auf?*
   - *Was war negativ, und wie kannst du dem entgegenwirken und damit umgehen?*
   - *Hättest du dich anders fühlen können?*
   - *Wie hast du deine Gefühle interpretiert?*
   - *Wie haben sich andere Beteiligte gefühlt?*

3. Evaluation: Beurteilung der Situation
   - *Was ist gut gelaufen? Was lief schlecht?*
   - *Was waren positive und negative Aspekte?*
   - *Was hat dir gefallen?*
   - *Was war dir wichtig?*
   - *Was haben die Beteiligten beigetragen – im Positiven und Negativen?*
   - *Was war hilfreich und was nicht und warum?*
   - *Welche deiner persönlichen Eigenschaften waren unterstützend?*
   - *Wo gab es Schwierigkeiten?*
   - *Was muss verbessert werden?*
   - *Was kann beibehalten werden?*

4. Analyse: Genauere Betrachtung einzelner Erfahrungselemente sowie deren Hintergründe und Konsequenzen unter Einbezug wissenschaftlicher Erkenntnisse
   - *Welchen Sinn kannst du aus der Erfahrung ziehen?*
   - *Was hat die Situation erschwert oder verbessert?*
   - *Welche Erfahrungen aus der Vergangenheit können dir helfen?*
   - *Was war ähnlich / unterschiedlich zu anderen Erfahrungen?*
   - *Welche Entscheidungen hast du warum getroffen und welchen Effekt hatten sie?*

5. Konklusion: Erörterung, was aus der Situation gelernt wurde und was geändert werden müsste
   - *Was hast du speziell aus der Situation gelernt?*
   - *Was hast du allgemein über dich selbst und andere gelernt?*
   - *Was würdest du in einer ähnlichen Situation ändern?*
   - *Was hätte geändert werden müssen, um einen positiven Verlauf zu erreichen?*
   - *Wie hätte ein negativer Verlauf verhindert werden können?*
   - *Wie hätte ein Experte in dieser Situation gehandelt?*
   - *Was hättest du sonst noch tun können?*

6. Aktionsplan: Konkrete Beschreibung, wie in ähnlichen Situationen in Zukunft gehandelt werden soll
   - *Wie kannst du benötigte oder noch fehlende Fähigkeiten entwickeln?*
   - *Welches Wissen musst du dir aneignen?*
   - *Was brauchst du, um für die nächste Situation besser vorbereitet zu sein?*
   - *Wie kann Positives noch verbessert werden?*
   - *Welchen Vorteil bringt es, wenn du deine Ziele/Aktionen umsetzt?*

REFLECT-Modell («Reflection-on-Action» und «Reflection-for-Action»)

Barksby J., Butcher N. & Whysall A. (2015). A new model of reflection for clinical practice. *Nursing* Times 111(34-35). S. 21-23.

Es handelt sich hier um eine Modifikation des Reflexionsmodells von Gibb, mit dem Hauptziel, ein Reflexionssystem zu schaffen, das einfach zu verwenden und besonders einprägsam ist, so dass der Fokus nicht auf dem Gerüst liegt, sondern auf dem Reflexionsprozess.

Die 7 Stufen der Reflexion gewährleisten einen kontinuierlichen und nachhaltigen Lernzyklus.

Die 7 Stufen:

Recall	Sich an das Ereignis erinnern (Stufe 1): Kurze Beschreibung der Situation, über die reflektiert wird. Diese sollte möglichst objektiv und neutral sein.
Examine	Fakten überprüfen (Stufe 2): Die Gedanken und Handlungen während des Ereignisses überprüfen und beschreiben.
Feelings	Sich der Gefühle bewusstwerden (Stufe 3): Sich aller Gefühle und Emotionen in der Situation bewusstwerden.
Learn	Aus der Erfahrung lernen (Stufe 4): Festhalten, was aus der Situation gelernt wurde.
Explore	Alternativen finden (Stufe 5): Handlungsoptionen für ähnliche Situationen in der Zukunft entwickeln.
Create	Aktionsplan erstellen (Phase 6): Einen Plan für die Zukunft erstellen – dies kann für zukünftiges theoretisches Lernen oder Handeln sein.
Timescale	Zeitplan erstellen (Stufe 7): Einen Zeitpunkt festlegen, an dem der in Stufe 6 beschriebene Plan abgeschlossen sein wird.

Driscolls Model of Reflection («Reflection-on-Action» und «Reflection-for-Action»)

Driscoll, J. (2007) *Practising Clinical Supervision: A Reflective Approach for Healthcare Professionals* (2nd ed.). Edinburgh: Elsevier

Dieses Modell konzentriert sich auf die drei Hauptfragen: «Was? (What?)», «Na und? (So What?)» und «Was jetzt? (What now?)»

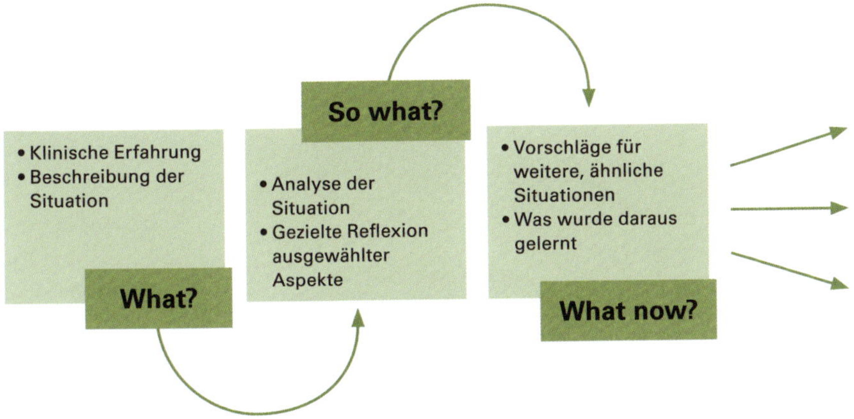

Abb. 11: Reflexionszyklus nach Driscoll (Driscoll, 2007)

What?

- *Was ist passiert? Was wurde gesehen/getan?*
- *Was ist der Zweck der Reflexion?*
- *Was sind Schlüsselaspekte dieser Situation?*

So what? (Kontext verstehen)

- *Was wurde gefühlt? Wie ist das Gefühl jetzt?*
- *Wie waren die Auswirkungen auf die Handlungen?*
- *Wie sind die positiven Aspekte? Was stört – wenn überhaupt?*
- *Worin unterscheiden sich Erleben und Erfahrung aller Beteiligten?*

What now? (Anpassung für zukünftige Ereignisse)

- *Was muss jetzt passieren? Wie soll künftig vorgegangen werden?*
- *Was passiert, wenn man nichts tut?*
- *Könnte ein nächstes Mal anders vorgegangen werden?*
- *Was sind die wichtigsten Lernpunkte aus der Erfahrung und Reflexion?*

Ganzheitliches Reflexionsmodell nach Bassa

Bassa J., Fenwicka J. & Sidebotham M. (2017). Development of a Model of Holistic Reflection to facilitate transformative learning in student midwives. *Women and Birth 30*. S. 227–235.

Das Modell entstand zur Unterstützung von Hebammenstudierenden zu schrittweiser Entwicklung der Reflexivität und Reflexionspraxis.

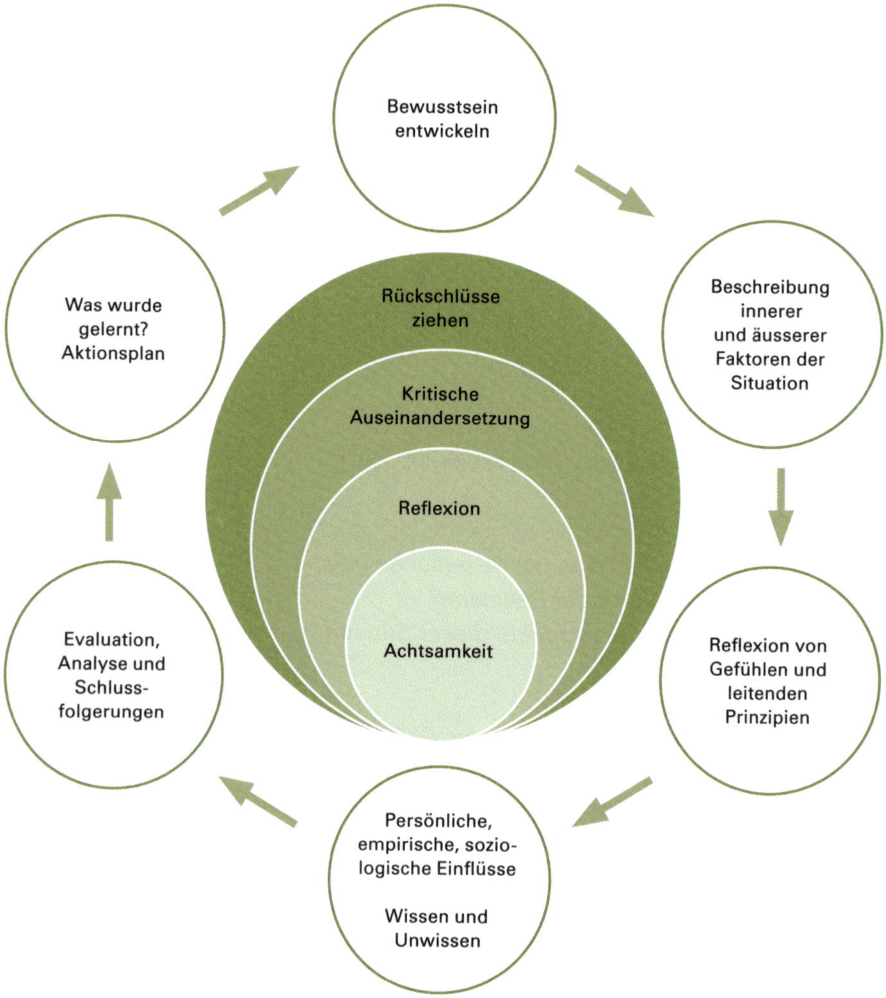

Abb. 12: Ganzheitliches Reflexionsmodell (nach Bassa et al., 2017)

6 Phasen der Reflexion

Phase 1: Bewusstsein entwickeln

Einen Ort finden, um sich zu konzentrieren, um achtsam zu werden.

Phase 2: Beschreiben

Wo fand es statt? Wer war beteiligt? Wer hat was gemacht? Was ist passiert? Was war der Kontext? Was war der eigene Anteil, welche Rolle spielten die anderen Leute? Wie sah das Ergebnis aus? Was sind die Hauptprobleme? Welche Gefühle traten auf und spielten eine Rolle?

Phase 3: Reflexion

Was wurde versucht zu erreichen? Warum wurde so gehandelt? Was sind die Konsequenzen der Handlungen für Betroffene und ihr Umfeld, ihre Familie? Für die Handelnde? Für Kolleginnen und Kollegen? Was wurde während der Erfahrung gedacht? Wie haben sich die involvierten Menschen gefühlt?

Phase 4: Wissen

Welche internen Wissensfaktoren haben die Entscheidungen und das Handeln beeinflusst? (Empirie – wissenschaftliches Wissen/Ethik – moralisches Wissen/persönlich – vorherige Erfahrung, Intuition/konstruierte, verbundene und getrennte Arten des Wissens/ Gesundheitspolitische Einflüsse)

Phase 5: Bewertung (Analyse)

Was ist gut gelaufen? Was wurde gut gemacht? Was ist schiefgelaufen oder hat nicht funktioniert? Wie hätte es funktionieren sollen? Wie hat jeder dazu beigetragen? Wie könnte man besser damit umgehen? Was wären die Konsequenzen dieser Entscheidungen?

Phase 6: Lernen (Synthese)

Was wird nun über die Situation gedacht? Was wurde aus der Situation gelernt? Welche Maßnahmen werden weiter umgesetzt? Inwiefern hat diese Erfahrung die persönliche Entwicklung unterstützt? Hat diese Erfahrung das Verständnis der Praxis tiefgreifend beeinflusst?

Leitfaden Reflexionsmodell Schlüsselsituationen

Netzwerk Schlüsselsituationen (2017). Leitfaden Reflexionsmodell. Olten: Fachhochschule Nordwestschweiz.

Jede Situation ist einzigartig. Und doch lassen sich Gemeinsamkeiten von ähnlichen Situationen finden und generelle Merkmale bestimmen, welche für neue Situationen handlungsleitend werden können.

Ziel ist, die eigene Professionalität weiterzuentwickeln. Schlüsselsituationen werden anhand von 8 Elementen beschrieben. Es wird Allgemeines, welches in allen ähnlichen Situationen zu finden ist, mit Besonderem, das ganz spezifisch für die konkrete Situation ist, verbunden. Dieses Pendeln zwischen Allgemeinem und Besonderem zeigt sich in der Kasuistik, welche Theorie- und Fallverstehen zusammenführt. Es veranschaulicht das Regelwissen, lehrt uns aber auch die Regelmodulation, welche für professionelles Handeln unumgänglich ist.

In der Reflexion wird implizites und explizites Wissen herausgearbeitet, neue Wissensressourcen erschlossen und Wissensbestände konkret auf das Handeln bezogen. Ausgangspunkt ist immer eine selbst erlebte Situation.

Es ist ein Weg, Wissen und Handeln miteinander zu verknüpfen und so die eigene Professionalität zu entwickeln und zu verbessern. Kernelemente des Verfahrens sind die Reflexion und der Diskurs.

8 Prozessschritte des Reflexionsmodells

Allgemeines		Besonderes
	1	**Situationsbeschreibung** Konkret, spezifischer Kontext
	2	**Rekonstruktion der «reflection in action»** Was ging mir bei der Handlung durch den Kopf und Bauch?
Setzen des Titels Der Titel setzt nun den Fokus und bestimmt, unter welcher Schlüsselsituation die spezifische Situation klassifiziert werden kann.	3	
Prüfen der Situationsmerkmale Treffen die Situationsmerkmale der Schlüsselsituation auf die spezifische Situation zu? Müssen sie noch besser formuliert werden?	4	
Ressourcen erschliessen Welches allgemeine Wissen hilft, diese Situation professionell zu gestalten?	5	**Ressourcen** Wie hilft das allgemeine Wissen, die konkrete Situation zu gestalten?
Qualitätsmerkmale bestimmen Welche Qualitätsmerkmale müssen erreicht werden, um die Situationsgestaltung als professionell gelungen zu bezeichnen?	6	
	7	**Reflexion der Situationsbeschreibung** Sind bei der beschriebenen, spezifischen Situation die Qualitätsmerkmale eingehalten worden.
	8	**Entwicklung von Handlungsalternativen** Aufgrund der bisherigen Erkenntnisse: Wie könnte/müsste die Situation anders gestaltet werden?

Abb. 13: Reflexionsmodell Schlüsselsituationen

Anhang 2: ROLS-Matrix in Ausbildungsjahren

Beurteilungskriterien		1. Begründet die Durchführung der Tätigkeit fachlich korrekt	2. Reflektiert das Vorgehen	3. Reflektiert das Ergebnis
Dimensionen	Patient		Wie habe ich mit der/dem Betroffenen interagiert[2]? • *Beschreibt Wahrnehmungen, Gelungenes und Schwierigkeiten im Zusammenhang mit Kommunikation und Interaktion mit der/dem Betroffenen.*	Wie hat der/die Betroffene reagiert? • *Beschreibt Beobachtungen und Wahrnehmungen der Reaktionen im Rahmen der Interaktion und Kommunikation mit der/dem Betroffenen.*
	Handlung/ Situation	Welche Fähigkeiten und Fertigkeiten würden gefordert? • *Beschreibt Fähigkeiten und Fertigkeiten zur Durchführung der Tätigkeit.*	Was habe ich gemacht? Was war das Ziel? Hatte ich die nötigen Fertigkeiten? • *Beschreibt und begründet das Vorgehen* • *Beschreibt, was erreicht werden soll*	War mein Handeln korrekt? Wurde das Ziel erreicht? • *Beschreibt und bewertet Ergebnis.*
	Wissen	Welches Wissen wurde einbezogen? • *Erklärt einbezogene Vorgaben, Regeln und leitende Faktoren.*		Hatte ich genügend Fachwissen? Was hätte ich noch wissen müssen? • *Identifiziert Kenntnisse und Wissenslücken.*
	Kontext/ Umgebung			
	Haltung			Welche Haltungen beeinflussten mich? • *Beschreibt in der Situation geforderte Haltungen.* Welche Datenschutzbestimmungen sind anzuwenden? • *Berücksichtigt die Datenschutzbestimmungen.*

2 Interaktion bezeichnet das wechselseitig aufeinander bezogene Handeln von Personen (oder Gruppen), also das Geschehen zwischen Personen, die aufeinander reagieren, miteinander umgehen, einander beeinflussen und steuern.

4. Zieht adäquate Schlüsse daraus	5. Verwendet korrekte Fachsprache	6. Macht nachvollziehbare und situationsbezogene Aussagen	
Was würde ich in einer ähnlichen Situation gleich oder anders machen? *Erklärt Erkenntnisse aus der Situation, leitet Konsequenzen ab und zeigt alternative Strategien auf.*	Welche Sprache wurde eingesetzt? Welche Fachbegriffe wurden eingesetzt? *Verwendet Berufs- bzw. Fachsprache.*	Sind die Aussagen nachvollziehbar und verständlich? Haben die Inhalte einen Bezug zur Situation? *Aussagen stehen in einem logischen Zusammenhang zueinander und beziehen sich auf die konkrete Situation bzw. die daraus gewonnenen Erkenntnisse.*	**1. Jahr**

Beurteilungskriterien		1. Begründet die Durchführung der Tätigkeit fachlich korrekt	2. Reflektiert das Vorgehen	3. Reflektiert das Ergebnis
Dimensionen	**Patient**		Wie habe ich mit der/dem Betroffenen interagiert? • *Begründet Wahrnehmungen, Gelungenes und Schwierigkeiten im Zusammenhang mit Kommunikation und Interaktion mit der/dem Betroffenen.*	Wie hat der/die Betroffene reagiert? Wie habe ich reagiert? • *Verknüpft und bewertet Beobachtungen und Wahrnehmungen der Reaktionen im Rahmen der Interaktion und Kommunikation mit der/dem Betroffenen.*
	Wissen	Welche Kenntnisse werden benötigt? Welche Prinzipien und Konzepte sind leitend? • *Begründet die zugrundeliegenden Prinzipien und Vorgaben des Vorgehens.*		Wie konnten die Kenntnisse umgesetzt werden? Welche Auswirkungen hatten Prinzipien und Konzepte? • *Identifiziert und bewertet Kenntnisse und Wissenslücken.* • *Verknüpft Ergebnisse, Wissen und Kenntnisse.* • *Interpretiert die Wirkung der zugrundeliegenden Prinzipien und Konzepte.*
	Handlung/ Situation	Welche Fähigkeiten und Fertigkeiten werden gefordert? • *Begründet Fähigkeiten und Fertigkeiten zur Durchführung der Tätigkeit.*	Warum und wie habe ich die Handlung durchgeführt? Was war das Ziel? • *Beschreibt und begründet das Vorgehen.* • *Beschreibt und begründet, was erreicht werden soll.*	War mein Handeln korrekt? Wurde das Ziel erreicht? • *Verknüpft die Schritte ihres Handelns mit der Zielerreichung.*
	Kontext/ Umgebung	Welche Umgebungsfaktoren bzw. strukturellen Faktoren gilt es zu beachten? • *Beschreibt mögliche beeinflussende Faktoren (Material, Raum, Zeit, Team, Kosten, Vorgaben, Regeln etc.).*	Wodurch wurde mein Handeln beeinflusst? Wie waren die Arbeitsbedingungen? • *Beschreibt handlungsbeeinflussende Faktoren (Material, Raum, Zeit, Team, Kosten, Vorgaben, Regeln etc.).*	Welchen Einfluss hatten Umgebungsfaktoren bzw. strukturellen Vorgaben wie Raum, Zeit, Team, Kosten, Vorgaben, Regeln etc.? Wie habe ich auf Einflüsse reagiert? • *Bewertet die Auswirkungen der beschriebenen Einflussfaktoren.*
	Haltung			Welche Haltungen beeinflussten mich? • *Beurteilt in der Situation geforderten Haltungen.* Welche Datenschutzbestimmungen sind anzuwenden? • *Berücksichtigt die Datenschutzbestimmungen.*

4. Zieht adäquate Schlüsse daraus	5. Verwendet korrekte Fachsprache	6. Macht nachvollziehbare und situationsbezogene Aussagen	
Was würde ich in einer ähnlichen Situation gleich oder anders machen? *Legt die Erkenntnisse aus der Situation dar, definiert die Konsequenzen und leitet alternative Strategien ab.*	Welche Sprache wurde eingesetzt? Welche Fachbegriffe wurden eingesetzt? *Verwendet Berufs- bzw. Fachsprache.*	Sind die Aussagen nachvollziehbar und verständlich? Haben die Inhalte einen Bezug zur Situation? *Aussagen stehen in einem logischen Zusammenhang zueinander und beziehen sich auf die konkrete Situation bzw. die daraus gewonnenen Erkenntnisse.*	2. Jahr

Beurteilungskriterien		1. Begründet die Durchführung der Tätigkeit fachlich korrekt	2. Reflektiert das Vorgehen	3. Reflektiert das Ergebnis
Dimensionen	Patient		Wie habe ich mit der/dem Betroffenen interagiert*? • *Analysiert kritisch ihre/seine Wahrnehmungen im Rahmen der Kommunikation und Interaktion mit der/dem Betroffenen.*	Wie hat der/die Betroffene reagiert? Wie habe ich reagiert? • *Wertet die Interaktion und Kommunikation mit der/dem Betroffenen aus.* • *Erläutert Zusammenhänge und Konsequenzen.*
	Wissen	Welches Wissen muss einbezogen werden? Warum muss es einbezogen werden? • *Erläutert das Vorgehen unter Einbezug unterschiedlicher Prinzipien, Theorien und Konzepte.*		Wie konnten die Kenntnisse umgesetzt werden? Welche Auswirkungen hatten Prinzipien und Konzepte? • *Erläutert den Zusammenhang zwischen Ergebnissen, Wissen und Kenntnissen.* • *Analysiert und definiert die Wirkung der zugrundeliegenden Prinzipien und Konzepte.*
	Handlung/ Situation	Welche Fähigkeiten und Fertigkeiten werden gefordert? • *Begründet Fähigkeiten und Fertigkeiten zur Durchführung der Tätigkeit.*	Warum und wie habe ich gemacht? Was war das Ziel? • *Identifiziert und begründet die einzelnen Schritte der Handlung* • *Formuliert ein Ziel und begründet, wie es erreicht werden soll.*	War mein Handeln korrekt? Wurde das Ziel erreicht? • *Vergleicht und überprüft die Schritte ihres Handelns mit der Zielerreichung.*
	Kontext/ Umgebung	Welche Umgebungsfaktoren bzw. strukturellen Faktoren gilt es zu beachten? • *Beschreibt mögliche beeinflussende Faktoren (Material, Raum, Zeit, Team, Kosten, Vorgaben, Regeln etc.).*	Was hat mein Handeln beeinflusst? • *Formuliert Konsequenzen möglicher handlungsbeeindflussender Faktoren.*	Welchen Einfluss hatten Umgebungsfaktoren bzw. strukturellen Vorgaben wie Raum, Zeit, Team, Kosten, Vorgaben, Regeln etc.? Wie habe ich auf Einflüsse reagiert? • *Analysiert und differenziert die Auswirkungen der beschriebenen Einflussfaktoren.*
	Haltung		Welche Haltungen, Werte und Normen leiten mich? • *Beschreibt leitende Haltungen und Werte.*	Welche Patientenrechte, Werte und Haltungen waren in der Situation prägend? • *Nimmt Stellung zu leitenden rechtlichen Vorgaben, Werten, Normen und Haltungen* Welche Datenschutzbestimmungen sind anzuwenden? • *Berücksichtigt die Datenschutzbestimmungen.*

4. Zieht adäquate Schlüsse daraus	5. Verwendet korrekte Fachsprache	6. Macht nachvollziehbare und situationsbezogene Aussagen	
Was würde ich in einer ähnlichen Situation gleich oder anders machen? *Analysiert die Erkenntnisse aus der Situation, leitet Konsequenzen und entwickelt alternative Strategien ab und bewertet deren Nutzen.*	Welche Sprache wurde eingesetzt? Welche Fachbegriffe wurden eingesetzt? *Verwendet Berufs- bzw. Fachsprache.*	Sind die Aussagen nachvollziehbar und verständlich? Haben die Inhalte einen Bezug zur Situation? *Aussagen stehen in einem logischen Zusammenhang zueinander und beziehen sich auf die konkrete Situation bzw. die daraus gewonnenen Erkenntnisse.*	**3. Jahr**